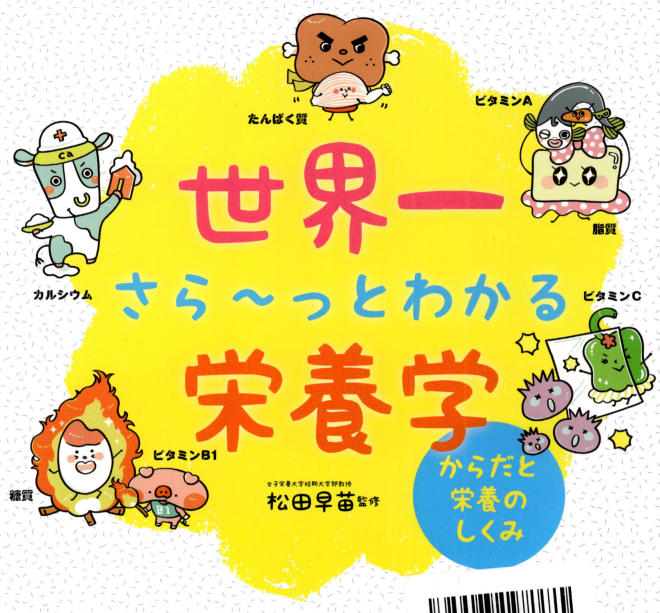

世界一 さら〜っとわかる 栄養学

からだと栄養のしくみ

女子栄養大学短期大学部教授
松田早苗 監修

高橋書店

自分のからだのこと、本当に知ってる？

ある日の午前2時…。
ぐっすり眠っているあなたのからだの中から、
栄養素たちのこんな会話が聞こえてきました…。

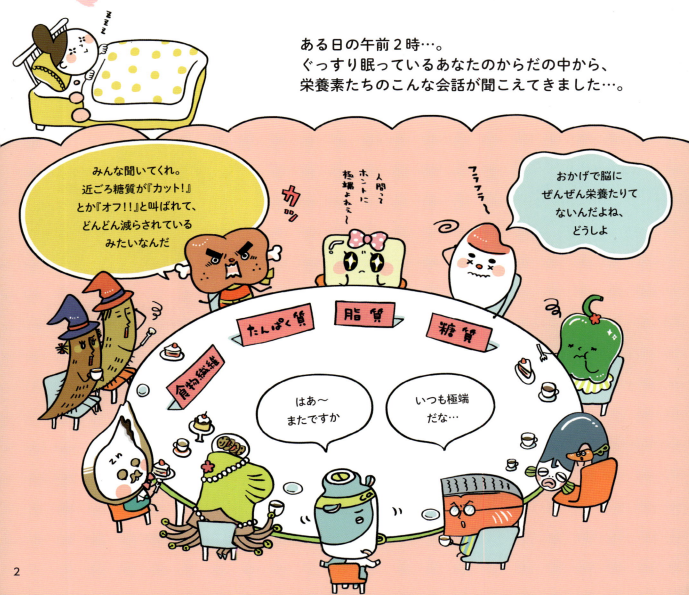

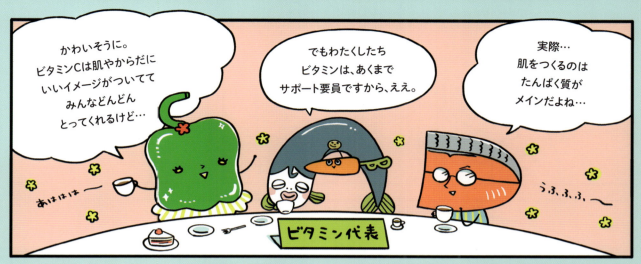
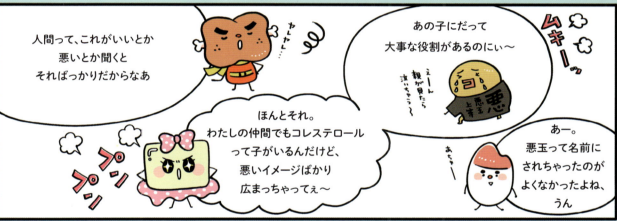
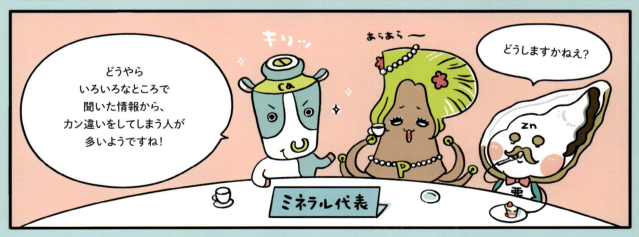

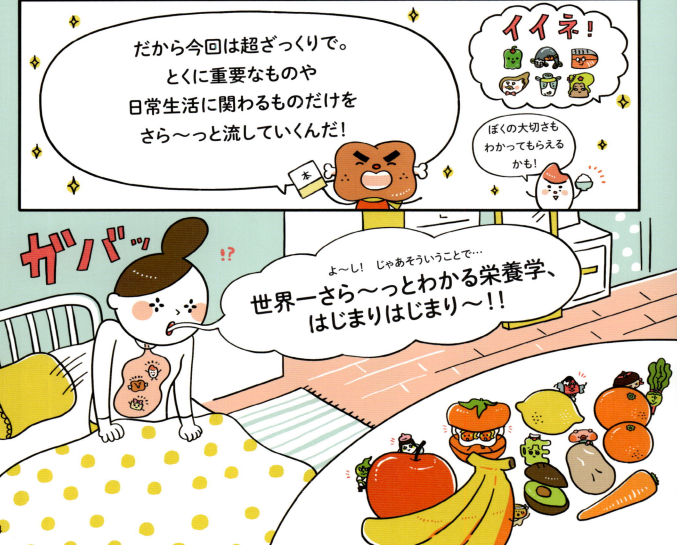

からだと栄養のこと、さら〜っと学んじゃおう！

あちこちで目にしたり耳にしたりする、栄養のこと。
気になるし、とっても大事だけれど、
本当のところはあまりよく知られていないのが現状です。
ちょっと難しいイメージもありますよね。
そこで！　さら〜っと読める栄養の本をつくりました。
専門家のための本ではないので、専門用語もなるべく省いて、
どんどんわかりやすい言い方に換えてしまいました。
だからこそ、あなたに本当に必要な栄養についての知識が
ギュギュっとまとまって、眺めるだけでバッチリわかります。
これからこの本で、栄養素たちにいろいろ教えてもらいましょう。
まずは、栄養のよくあるカン違いについて、
お伝えしていきます！

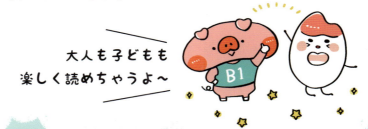

大人も子どもも
楽しく読めちゃうよ〜

もくじ

自分のからだのこと、本当に知ってる？……2
からだと栄養のこと、さら〜っと学んじゃおう！……5

第1章 世界一さら〜っと読める 栄養のしくみ

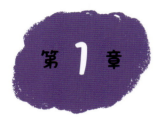
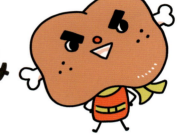

世の中には、栄養についてのカン違いがいっぱい！……10

- カン違い1 糖質をとらなければ、やせる！……11
- カン違い2 脂肪は健康に悪い！……12
- カン違い3 美肌のためには、コラーゲン！……13
- カン違い4 食物繊維をとるために、サラダを食べよう！……14
- カン違い5 ビタミンをとるために、野菜を食べよう！……15
- カン違い6 現代人はミネラル不足！……16

栄養の正しい知識で自分を守ろう！……17
そもそも栄養って何？……18
栄養素は、力をあわせて大活躍！……20
からだは食べたものでできている……22

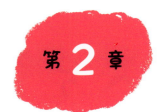

第2章 世界一さら〜っと学べる 栄養素はたらき図鑑

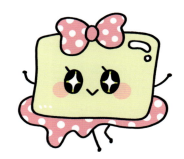

おもにエネルギーになる栄養素 + α……24
- からだと頭を動かすメインエネルギー！　糖質……26
- ちょっとの量で大きなパワーを発揮！　脂質……30
- これがないと、からだをつくれません！　たんぱく質……36
- 胃腸をそうじして、からだを元気に！　食物繊維……40

ビタミンとしてはたらく栄養素……44
- 健康な目とうるおい肌をサポート！　ビタミンA……46
- 骨や歯をつくるのに欠かせない！　ビタミンDとビタミンK……50
- 美と若さを抗酸化力でキープ！　ビタミンE……54
- 糖質をエネルギーに変える！　ビタミンB_1……56
- エネルギーづくりと発育を助ける！　ビタミンB_2……60
- 妊婦さんにとってほしい栄養素！　ビタミンB_{12}と葉酸……64
- 血管、筋肉、皮膚をつくるときにお手伝い！　ビタミンC……68
- ほかにもあるよ、こんなビタミン……72

ミネラルとしてはたらく栄養素……74
- 骨や歯のもとになる！　カルシウム……76
- 骨も歯もかたくしちゃうわよ♪　リン……80
- からだの水分バランスを保つ！　ナトリウムとカリウム…82
- からだのすみずみまで酸素を届ける！　鉄……86
- 舌でおいしさをキャッチ！　亜鉛……90
- ほかにもあるよ、こんなミネラル……94

知られざる効果をもつ　注目の「機能性成分」……96
- 見逃せないパワーをもつ　細菌類……99
- Column 「腸内フローラ」が健康を左右する！……100

第3章 世界一さら〜っとわかる からだにいい食べ方

バランスのよい食事って、何だろう？……102
- 4つのお皿で、食品をとりいれよう！……103
- 主食になる食品……104
- 主菜になる食品……105
- 副菜になる食品……106
- この食品をプラスしよう！……108
- 気をつけたい調味料のとり方……109

不調に効く、健康をつくる食事って？……110
- CASE.1 疲れやだるさに ……111
- CASE.2 かぜに効く・免疫力ＵＰ……112
- CASE.3 スタミナ不足・夏バテに……113
- CASE.4 内臓脂肪に……114
- CASE.5 便秘対策……115
- CASE.6 むくみに効く……116
- CASE.7 丈夫な骨をつくる……117
- CASE.8 抜け毛を防ぐ……118
- CASE.9 疲れ目に効く……119
- CASE.10 貧血予防……120
- CASE.11 老化を防ぐ……121
- CASE.12 日焼けに効く……122
- CASE.13 肌荒れに効く……123
- CASE.14 妊婦になったら……124
- CASE.15 更年期になったら……125

- おわりに……126
- 参考文献……127

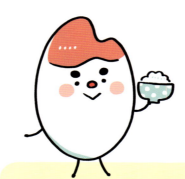

STAFF

ブックデザイン	TYPEFACE（AD：渡邊民人、D：谷関笑子）
DTP	エムアンドケイ（茂呂田剛、畑山栄美子）
イラスト	フクイサチヨ、いだりえ
執筆協力	川端浩湖
校正	鷗来堂

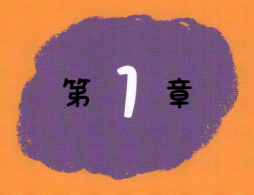

第1章

世界一さら〜っと読める
栄養のしくみ

世の中には、栄養についての
カン違いがいっぱい！

 では栄養のこと、これから少しずつ教えちゃうよ！

 ネットや本、健康や美容に効く食品の広告には、たくさんの情報が出ているよね〜

 でも…なかには栄養学的に見ると違うこともあるんだよね〜

 まずは、よくある栄養のカン違い例を次のページから見てみよう！

栄養についての情報には、カン違いや思い込みで広まっているものがたくさんあります。よくあるのが、「△△は健康にいい」「〇〇はやせる」と聞いて、そればっかり食べてしまうこと。でも、栄養というのは「たくさんとればより効果が出る」わけではありません。この本をヒントにしてみてくださいね。

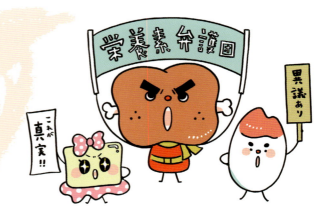

カン違い1 糖質をとらなければ、やせる！

最近はやりの糖質制限ダイエット。でも、糖質を極端に減らすだけでは、体重は減っても体内の脂肪は燃焼しません。エネルギー源として糖質の代わりにたんぱく質が分解されて使われるので、脂肪よりも筋肉が落ちてしまいます。糖質がたりないと脳の働きが低下して、無気力、倦怠感、眠気などに襲われる危険も。リバウンドも生じやすくなります。

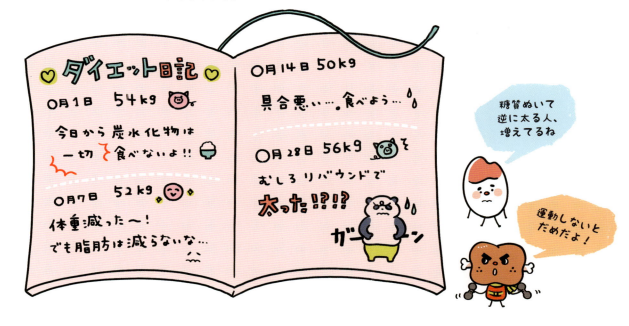

これもカン違い 「低カロリー」食品を食べると、やせる！

摂取エネルギー量を控えれば、体重は減ります。しかし、「低カロリー」とうたった食品やエネルギー量の低い食品ばかり食べていると、栄養バランスがかたより、逆にやせにくいからだをつくってしまいます。また「糖質オフ」食品には人工甘味料が含まれることも多くあります。

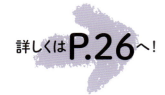
詳しくはP.26へ！

第1章 栄養のしくみ

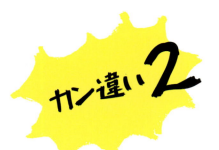
脂肪は健康に悪い！

脂肪のとりすぎが生活習慣病の原因になるのは確かです。でも脂肪は、糖質やたんぱく質に比べて、胃腸に負担をかけずに効率よくエネルギーをとれる栄養素でもあります。腹持ちがよい、脂溶性ビタミンの補給に効果的、寒さに強くなるなど、いいこともいっぱい！ 不足すると、皮膚の乾燥、免疫不全、成長障害の原因にもなりえます。

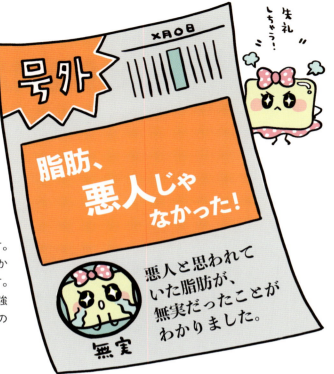

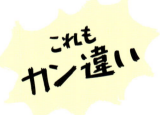
コレステロールは悪！

コレステロールは、血液中で増えすぎると、血流が悪くなります。このため悪く思われがちですが、コレステロールはからだをつくる細胞の基本成分でもあります。さらに脂肪の消化や吸収、男性ホルモンや女性ホルモンの合成、ビタミンの合成に関わるなど、大切な役割があります。単純に悪とするのはいただけません。

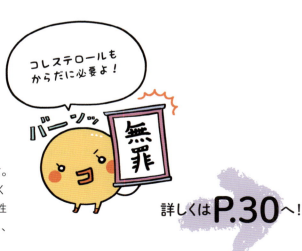

詳しくはP.30へ！

カン違い3 美肌のためには、コラーゲン！

肌によいということで「コラーゲン配合」と書かれた食品やサプリメントがたくさんあります。でも食品中のコラーゲンと、人間の肌になるコラーゲンは別物。コラーゲンをたくさんとっても体内で消化されて別の成分になるので、意味はありません。化粧品として肌につけても効果なし！ そもそもコラーゲンは、たんぱく質の一種です。だから、コラーゲンに特化した食品でなくてもたんぱく質を含む食品を食べれば、美肌に近づけるんです。

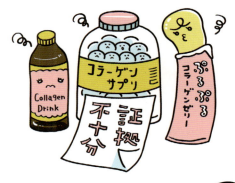

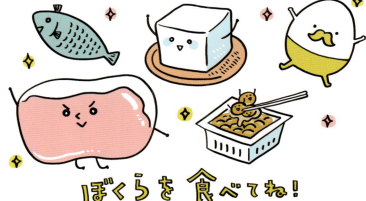

ぼくらを食べてね！

これもカン違い たんぱく質をとるなら、プロテイン！

筋肉づくりや減量のためプロテインをとる人もいます。でもタンパク質の過剰摂取につながるため、アスリートでないかぎりプロテインはおすすめできません。運動量がたりないと太る原因に。そのうえとりすぎると内臓への負担も増えます。1食をプロテインに置き換えるダイエットは、ほかの栄養素がとれなくなってしまいます。

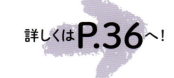

詳しくはP.36へ！

カン違い4

食物繊維をとるために、サラダを食べよう！

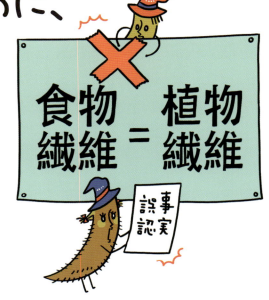

「食物繊維といえば野菜」「野菜をとるならサラダで」と思う人は多いでしょう。でもサラダでおなじみのきゅうりやトマト、レタスやキャベツの食物繊維は、超少ない！　野菜ならなんでも食物繊維たっぷりというわけではありません。サラダより根菜やいもの煮物のほうが食物繊維を多くとれるんです。

これもカン違い

ヨーグルトさえ食べていれば腸内環境はバッチリ！

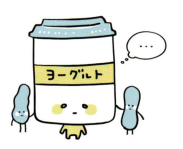

腸内環境を整えるには、乳酸菌が役立つといわれます。そのため、乳酸菌の含まれるヨーグルトを食べていれば安心と思われがちですが、それだけでは腸内の善玉菌は増えません。じつは乳酸菌のエサとなる食物繊維をとることが大切なんです。加えてみそや漬物などに含まれる別種類の乳酸菌もとってほしいところです。

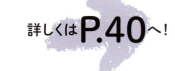

詳しくはP.40へ！

カン違い 5 ビタミンをとるために、野菜を食べよう！

ビタミンというと野菜のイメージがありますが、肉や魚介類のほうが多く含まれているビタミンもあります。

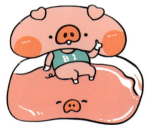
ビタミンB₁は豚肉に多いぶー！

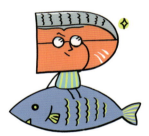
ビタミンDは圧倒的に魚だね…

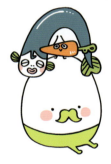
ビタミンAはうなぎやたまごにも多いんですよ、ええ。

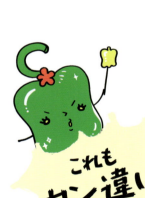

これもカン違い

「ビタミンCといえばレモン」
「ビタミンCはたくさんとろう！」

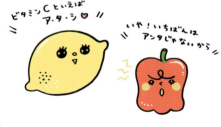
ビタミンCといえばアタシ♡
いや！いちばんはアンタじゃないから

じつはレモンよりも赤ピーマンやブロッコリーのほうがビタミンCは豊富です。またビタミンCは肌やからだにいいとよくいわれますが、必要以上にとっても尿中に排出されてしまうので、大量に摂取してもあまり意味はありません。ちなみに化粧品として肌に塗っても、残念ながら効果はありません…。

詳しくは 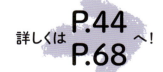 P.44 P.68 へ！

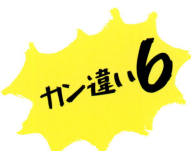

現代人はミネラル不足！

からだをつくるもとになるミネラル。体内でつくられないため食品からとる必要があり、現代人はミネラル不足ともいわれています。でも実際は、とりすぎに注意したいミネラルもあります。サプリメントや清涼飲料水で、なんでも大量にとるのは要注意です。

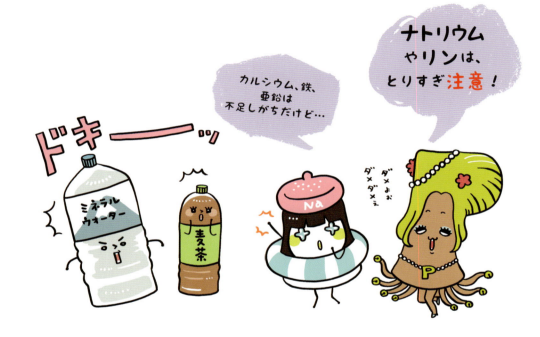

ミネラルウォーターにはミネラルたっぷり！

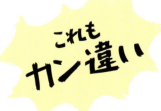

名前からしてミネラルが多いと思われがちのミネラルウォーター。でもカリウムやマグネシウム、カルシウムといったからだに必要なミネラル分は、軟水ではほぼとれません。硬水だと多少は含まれますが、大豆や魚と比較するとほとんど含まれていません。

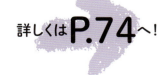

詳しくはP.74へ！

栄養の正しい知識で自分を守ろう！

いかがでしたか？「それ、知ってた」という人もいれば、
「え、本当！？」という人もいるでしょう。
栄養に関するさまざまな研究は進み、
昔は当たり前だった情報が新しい研究結果でどんどん覆されています。
コレステロールや食物繊維など昔は悪者にされたり価値がないと
思われたりした栄養素が、見直されていることもあります。
また、今はさまざまな商品が魅力的な広告コピーを使って売られています。
栄養について知らないままでいると、それに惑わされてしまうことも。
栄養についてのカン違いでもう損しないように、
この本で新しく正しい栄養の知識を身につけていきましょう！

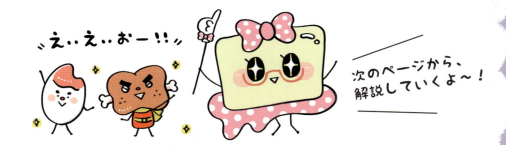

そもそも栄養って何？

栄養とは「口から入った食物が体内で消化・吸収され、エネルギーやからだの成分を合成して、老廃物を排泄する」という一連の流れのこと。
この栄養のためにとるのが、栄養素です。
食品中の栄養素はすべて体内で別の物質になり、そのままからだで使われることはありません。

① 食物を食べると…

② 胃や腸で、食物中の栄養素が「消化酵素」によって分解されます。これが「消化」！

③ 消化された栄養素は細胞内に取り込まれます。これが「吸収」！

④ 活動に必要なエネルギーやからだの成分をつくります。これが「合成」！

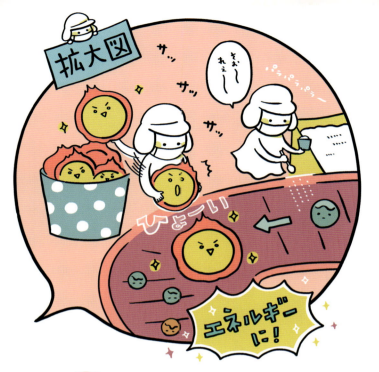

吸収された栄養素は細胞内で化学反応を起こします。このとき生まれるのがエネルギー。エネルギーは生きるためのすべての動きで使われます。

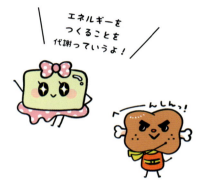

 これで、毎日からだは動いていられるのよ！

 ひとつでも欠けると、不具合が起きるんだよね〜

体内の化学反応には酵素も必要！

食べたものを消化・吸収するときに働くのが酵素です。ほかにも臓器を働かせたり、毒素を汗や尿へ排出したりと、酵素の種類によってさまざまな働きをしています。その数なんと3000種類！ おもにミネラルとたんぱく質でできています。

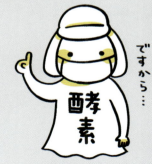

ひとつの酵素はひとつの働きしかできません

栄養素は、力をあわせて大活躍!

栄養素のいちばんの特徴は、力をあわせて働いているということ。
つまり、ひとつの栄養素が単独で働くことはなく、
複数の栄養素が協力して働いているのです。
また、ひとつの栄養素が、複数の働きに関わることもよくあります。
栄養素の働きは、大きく3つに分けられます。

はたらき 1

からだを動かすエネルギーをつくる!

からだはエネルギーがないと動かせません。つまり人間が生きるためにいちばん必要な行動は、エネルギーをつくることなんです。そこで働くのが、「三大熱量素」ともよばれる糖質、脂質、たんぱく質です。

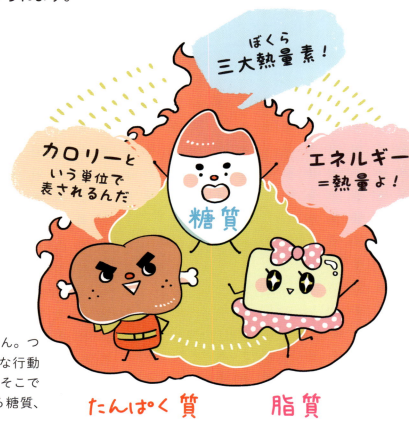

ぼくら三大熱量素!
カロリーという単位で表されるんだ
エネルギー＝熱量よ！
糖質
たんぱく質
脂質

はたらき2 からだをつくる!

栄養素はからだの成分をつくる材料にもなります。皮膚や筋肉などの細胞は、おもにたんぱく質でつくられています。体温を保ってからだを守る脂肪は糖質からもつくられ、骨や歯は一部のミネラルでつくられています。

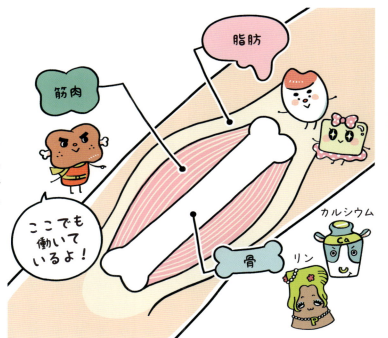

はたらき3 エネルギーづくりやからだづくりをサポートする!

ほかの栄養素や酵素の働きを助け、エネルギーづくりやからだづくりをサポートするのも、栄養素の大切な役目。からだの調子を整えるさまざまなビタミン、ミネラルがあります。

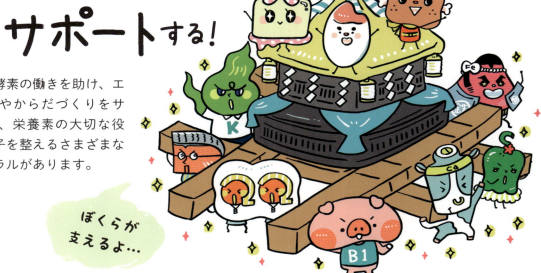

からだは食べたものでできている

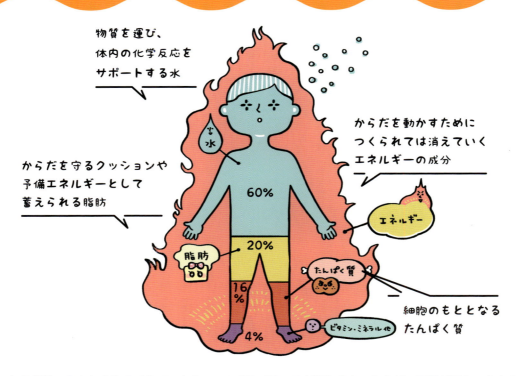

からだはいろんな成分でできています。この成分バランスが崩れると、からだの不調が起きてきます。成分バランスを保つために、わたしたちは毎日食べ続け、食べたものをからだの成分として使っているのです。この水以外の成分を、栄養素とよんでいるわけです。

次の章からはいよいよ、それぞれの栄養素について解説していきます！

第 2 章

世界一さら〜っと学べる
栄養素
はたらき図鑑

おもに エネルギー になる栄養素＋α

わたしたちは毎日からだを動かすために、エネルギーをつくり続けています。このエネルギーづくりに関わるのが、糖質、脂質、たんぱく質！　加えて食物繊維も紹介しましょう。

| たんぱく質 | 脂質 | 糖質 | 食物繊維 |

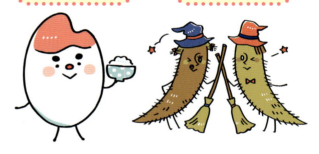

食品中の炭水化物は、体内でエネルギーとなる糖質と、消化酵素で分解できない食物繊維に分けられます。

エネルギーづくりには水も必要！

エネルギーをつくるには、栄養素のほかに水も必要。毎日2200mlほどの水分をとることがすすめられています。そんなに飲めないよ〜と思うかもしれませんが、食品中にも水分はたくさんあるのでご安心を。食事から約1100mlの水分がとれるといわれています。

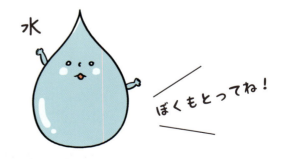

水

ぼくもとってね！

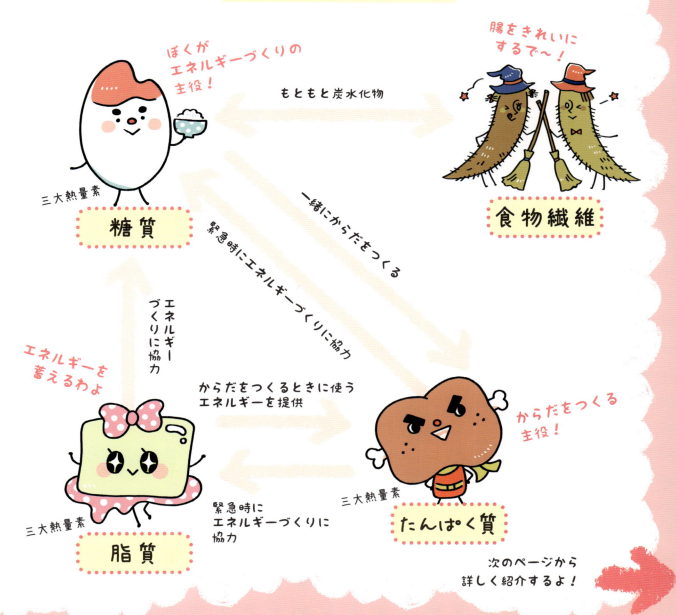

からだと頭を動かすメインエネルギー！
糖質

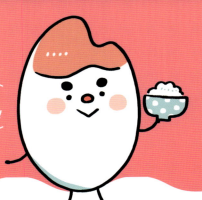

すばやく燃えるよ！

こんな栄養素

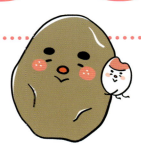

車のガソリンのように人間のからだを動かす燃料になります。炭水化物の一種で、燃えるときにエネルギーを生み出し、運動で筋肉を動かすときや、仕事や勉強で脳を働かせるときに使われます。

● 食品によって含まれる糖質は違ってきます。

穀類・いも類	⇒ でんぷん。体内でブドウ糖に
くだもの	⇒ 果糖 ┐
牛乳	⇒ 乳糖 ┤ 体内でブドウ糖に
砂糖	⇒ ショ糖 ┘

こんなふうに大活躍！

たとえば米なら…

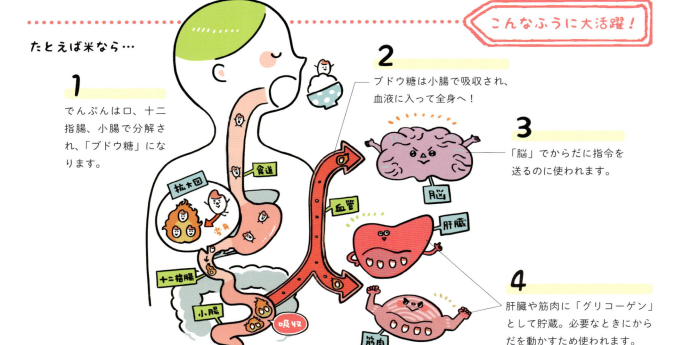

1 でんぷんは口、十二指腸、小腸で分解され、「ブドウ糖」になります。

2 ブドウ糖は小腸で吸収され、血液に入って全身へ！

3 「脳」でからだに指令を送るのに使われます。

4 肝臓や筋肉に「グリコーゲン」として貯蔵。必要なときにからだを動かすため使われます。

こんなときにも働くよ

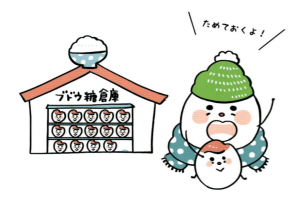

余ると体脂肪になる！
余ったブドウ糖は体脂肪となり、寒くなったりひどく疲れたりしたときなど緊急時のエネルギーとして蓄えられます。使うときは、酸素がないと燃えません。

どのくらいとればいい？

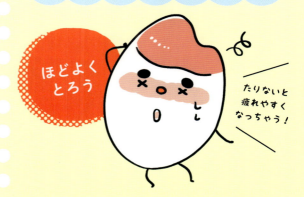

からだを動かすメインとなるので、1日に摂取するエネルギーのうち50～65％は炭水化物からとるのが理想です。しかし運動量の少ない人は、消費せずにとりすぎが続くと肥満の原因になることも。

力をあわせて働くよ！

●ビタミン B_1 が代謝を助ける！
ブドウ糖がエネルギーになるには、ビタミン B_1 の助けが必要です。詳しくはP.56へ！

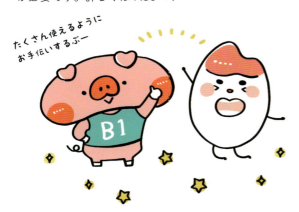

●たりないときは、三大熱量素の仲間がカバー
運動したり、脳を働かせたりすると、エネルギーとなるブドウ糖がたりなくなります。そんなときは、三大熱量素の仲間の出番。脂質やたんぱく質がエネルギーとなって補ってくれます。

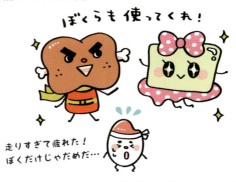

糖質を多く含む食品

糖質は米や小麦などの穀類やいも類、砂糖などにも多く含まれています。

食品中の糖質  =10gとして…

ごはん
茶碗1杯(150g)で約53g

中華めん(生)
1人前(100g)で約50g

スパゲティ・うどん(干)
1人前(100g)で約68g

そば(干)
1人前(100g)で約63g

食パン
6枚切り1枚(63g)で約27g

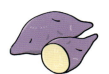
さつまいも(生)
1/3個(100g)で約30g

じゃがいも(生)
中1個(100g)で約8g

とうもろこし(生)
1本(175g)で約24g

バナナ
中1本(140g)で約30g

砂糖
大さじ1(9g)で約9g

お菓子
ケーキ1個(50g)で約21g

はちみつ
大さじ1(22g)で約18g

食べ方のコツ

丼ものやめん類は、糖質が多くなりがちです。ごはんやめんの割合が増えすぎないよう注意しましょう。ビタミンB₁を含むおかずも一緒にとると、エネルギーをつくりやすくなります。

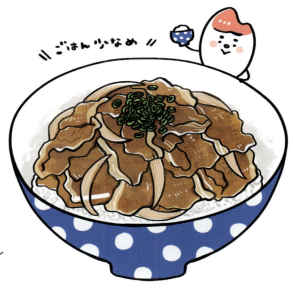

こうして食べるのがおすすめ！

減らしすぎもご注意を！

ダイエットのためといって糖質をただ減らすだけでは、疲れやすくなってからだを動かさなくなったりして、体脂肪も燃焼できなくなります。また脳のエネルギー源のほとんどがブドウ糖なので、糖質をとる量が少ないと脳の働きも低下します。毎食しっかりと炭水化物をとって糖質を確保しましょう。

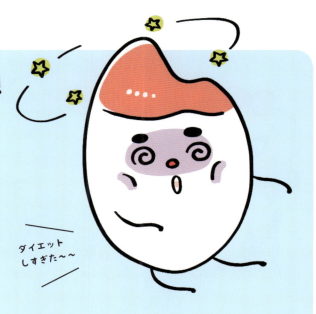

ちょっとの量で大きなパワーを発揮！
脂質

悪者にしないで〜〜

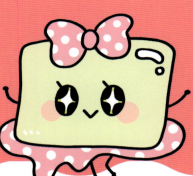

こんな栄養素

糖質と同じくからだを動かす燃料ですが、糖質の2倍以上のエネルギーを生み出します。消化されるスピードが糖質に比べてゆっくりなので、少しの量でも腹持ちのいいエネルギー源なんです。

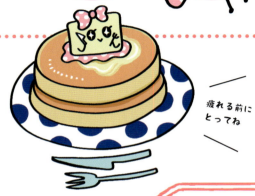

疲れる前にとってね

こんなふうに大活躍！

1

食品中の脂質が消化・吸収されます。

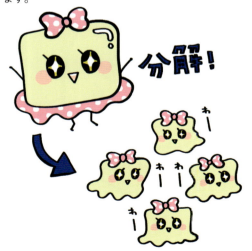

分解！

2

エネルギーがたりているときは…

脂肪組織に体脂肪として蓄えられ、体温を保つのに大活躍！ 内臓を守るクッションにもなります。

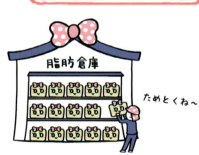

ためとくね〜

3

エネルギーがたりないときは…

脂肪組織に蓄えられた脂肪が分解され、脂肪酸がつくられます。それが心臓・筋肉・肝臓でエネルギー源として使われます。

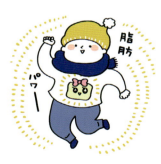

> こんなときにも働くよ

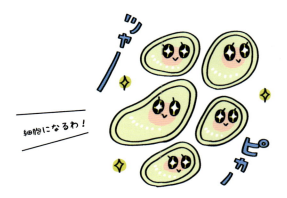

細胞になるわ！

細胞をつくる！

脂質の一種であるコレステロールは、細胞膜の主成分。また細胞に指令を届けるホルモン、脂肪の吸収をしやすくする胆汁酸、骨づくりや免疫にかかわるビタミンD（P.50）の原料になるなど、生きるのに欠かせない栄養素です。

> どのくらいとればいい？

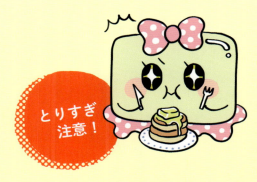

とりすぎ注意！

脂質のなかでも、とるのを控えたほうがいい種類と積極的にとってほしい種類があります。その性質は、脂質を構成している成分のひとつである「脂肪酸」によって決まってきます。

⇒詳しくは次のページへ！

力をあわせて働くよ！

●ビタミンを運んで吸収力UP！

脂質はビタミンを溶かして運び、体内に吸収しやすくする働きもあります。ビタミンA、D、E、Kなどは「脂溶性ビタミン」とよばれ、油に溶けるビタミンです。小腸で一緒に吸収されます。

いっしょにとってね〜

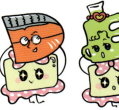
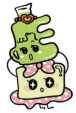
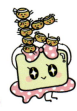

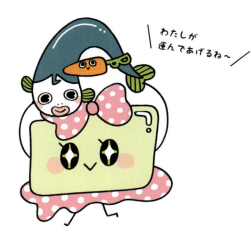
わたしが運んであげるね〜

第2章 栄養素はたらき図鑑

脂質は、脂肪酸によって働きがぜんぜんちがう!

脂質は「脂肪酸」と「グリセロール」という成分が統合したものです。
食品によってさまざまな脂肪酸が含まれています。

飽和脂肪酸

肉類、バター、チーズに多く含まれます。とりすぎると血液中のコレステロールが増え、動脈硬化を招いてしまいます。

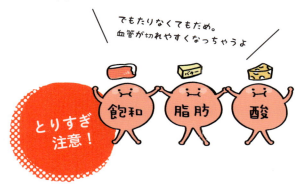

コレステロールいまむかし

以前はコレステロール量の多い食品をとると血中コレステロール値が高まると考えられていました。しかし実際はコレステロールの多くが体内で飽和脂肪酸からつくられ、食品からのコレステロール量が減ると体内での合成量が増えることがわかってきました。このため、2015年以降は食品制限の必要はないとされています。「コレステロール値が高いから、たまごは1日1個まで」というのも、いまはむかしの話です。

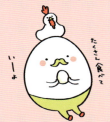

コレステロールの大切な働き

健康診断でよく聞く、血中コレステロール。コレステロールは脂質の一種で、LDLという血液を漂う船のような物質にのって体中に運ばれ、細胞膜やホルモンの成分として使われます。余ったコレステロールは、今度はHDLという船に回収されて肝臓にもどっていきます。このLDLがいわゆる悪玉コレステロール、HDLが善玉コレステロールとよばれています。

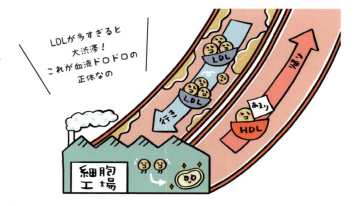

一価不飽和脂肪酸

代表的なのは「オレイン酸」で、ナッツ類、アボカド、オリーブ油やなたね油に多く含まれています。オレイン酸はLDL（悪玉コレステロール）値を下げ、酸化しにくく、動脈硬化の予防効果があります。

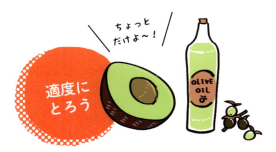

控えたい！ トランス脂肪酸

トランス脂肪酸は不飽和脂肪酸の一種で、マーガリンやショートニングなどの加工食品やファストフードに多く含まれています。LDL（悪玉コレステロール）を増やして血管が詰まりやすくなり、心臓病のリスクを高めるので、とりすぎは禁物です。

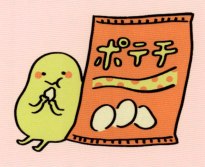

多価不飽和脂肪酸

いくつか種類があり、n-6系やn-3系とよばれる種類があります。n-6系のリノール酸やアラキドン酸、n-3系のリノレン酸は体内でつくれないので、食事からとる必要があります。

● n-6系

別名オメガ6脂肪酸。LDL（悪玉コレステロール）を減らしますが、とりすぎるとHDL（善玉コレステロール）も減らします。代表的なのは「リノール酸」。ごま油やひまわり油、サラダ油などの植物油脂や加工品にも多く含まれています。

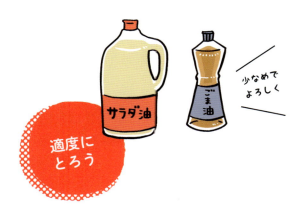

● n-3系

別名オメガ3脂肪酸。動脈硬化を防いだり、LDL（悪玉コレステロール）値を下げたりする働きがあります。代表的なのはくるみ、しそ油、亜麻仁油などに多い「α-リノレン酸」、さばやさんまなどの青魚に多い「IPA（イコサペンタエン酸）」や「DHA（ドコサヘキサエン酸）」です。

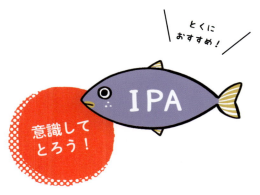

脂質を多く含む食品

脂質は油、肉や魚、乳製品、種実類に多く含まれています。

食品中の脂質
 ＝ 2gとして…

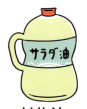
植物油
大さじ1（15g）で約15g

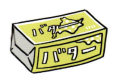
バター
大さじ1（12g）で約10g

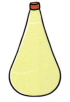
マヨネーズ
大さじ1（12g）で約9g

生クリーム
大さじ1（10g）で約4g

ポテトチップス
1袋（60g）で約21g

ミルクチョコレート
1枚（65g）で約22g

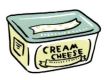
クリームチーズ
1かけ（20g）で約7g

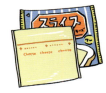
プロセスチーズ
スライス1枚（18g）で約5g

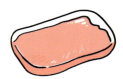
牛肉（ヒレ）
1人前（100g）で約11g

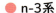 **n-3系**

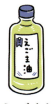
えごま油
大さじ1（15g）で約15g

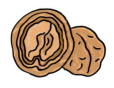
くるみ
1粒分（6g）で約4g

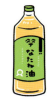
なたね油
大さじ1（15g）で約15g

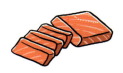
くろまぐろ（とろ）
1パック（100g）で約28g

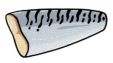
さば（生）
1切れ（100g）で約17g

食べ方のコツ

1日の食事でとるエネルギーのうち20〜30％は脂質からとりましょう。ただしお菓子や加工品には見えない脂質がいっぱい！ ついとりすぎてしまうので、油を使った料理は1食で1品くらいがおすすめです。

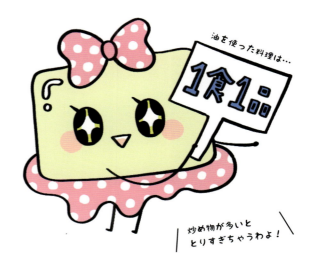

炒め物が多いととりすぎちゃうわよ！

こうして食べるのがおすすめ！

脂溶性ビタミンとあわせて！

脂溶性ビタミンは、脂質と一緒にとると効果的。たとえば、にんじんを油で炒めると、にんじんに含まれるβ-カロテンの吸収率がアップします。

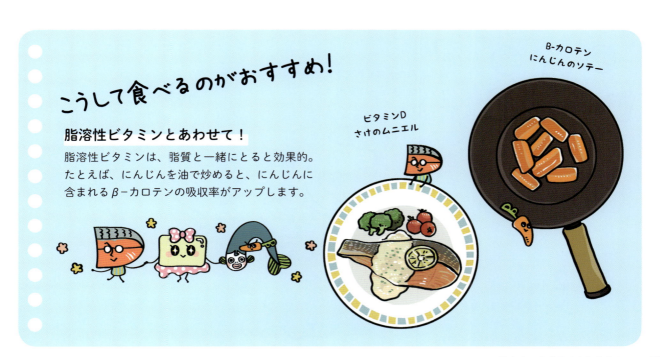

これがないと、からだをつくれません！
たんぱく質

すべてのもと！

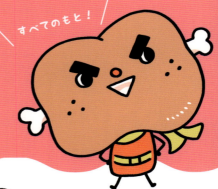

こんな栄養素

骨、筋肉、肌、髪の毛、つめなど、人間のからだのほぼすべての組織をつくるもとです。約20種類のアミノ酸の玉がネックレスみたいにつながってできています。

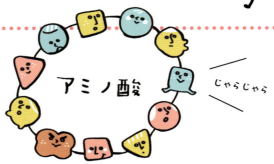

じゃらじゃら

こんなふうに大活躍！

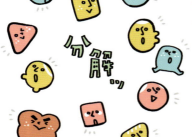

1 胃や小腸で分解されてアミノ酸になり、血液に入って肝臓へ！

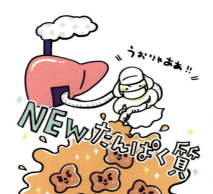

うおりゃああ!!

NEWたんぱく質

2 肝臓から各組織に行きわたったアミノ酸に酵素が働いて、新しいたんぱく質がつくられます。

3 一部はコラーゲンとして骨、筋肉、髪の毛、つめなどになります。

REBORN

> こんなときにも働くよ

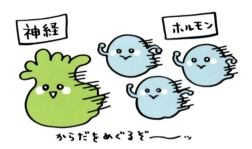

神経物質やホルモンにもなる！
脳の命令をからだに伝える神経伝達物質、感情や脳やからだをコントロールするホルモンは、たんぱく質からつくられます。ホルモンはコレステロールからつくられるものもあります。

力をあわせて働くよ！

● **いざとなれば、エネルギーにも！**
糖質や脂質が不足してエネルギーがたりないときには、たんぱく質が分解されてエネルギーになります。

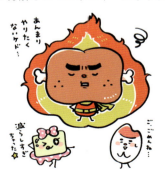

酵素と栄養素のカンケイ

酵素は食べ物に含まれる栄養素を消化吸収したり、息をしたり、筋肉を動かしたりといった、生きるための化学反応を引き起こしています。たんぱく質はこの酵素の材料にもなります。

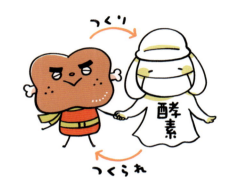

> どのくらいとればいい？

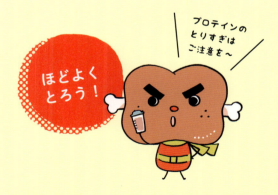

アミノ酸のうちの9種類は体内でつくられないので「必須アミノ酸」とよばれ、食事からとる必要があります。ただし、たんぱく質をとりすぎると、カルシウムが尿に出てしまいます。また余ると脂肪として体内に蓄積されます。

たんぱく質を多く含む食品

たんぱく質は肉や魚介類、大豆製品やたまごはもちろん、乳製品や穀類にも含まれています。

食品中のタンパク質 = 2gとして…

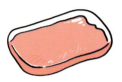
肉（牛・豚・鶏）
1枚（100g）で約22g
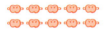

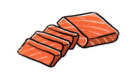
魚（まぐろ、さば、さけなど）
1パック（100g）で約26g
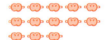

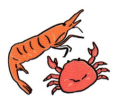
エビ・カニ
エビ5尾（50g）で約11g
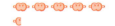

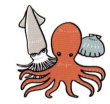
イカ・タコ・貝類
1パック（100g）で約10〜18g
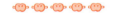

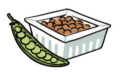
納豆・えんどう豆など豆類
1パック（50g）で約8g

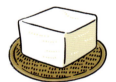
木綿豆腐
1丁（300g）で約21g

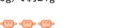
アーモンド・ナッツ類
10粒（10g）で約2g
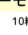

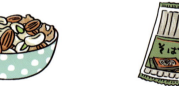
そば（干）
1束（100g）で約14g

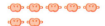

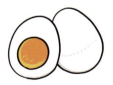
たまご
1個（50g）で約6g

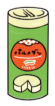
パルメザンチーズ
大さじ1（6g）で約3g

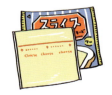
プロセスチーズ
スライス1枚（18g）で約4g

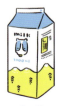
牛乳
コップ1杯（200g）で約7g

食べ方のコツ

たんぱく質は穀類にも多く含まれます。でも含まれる必須アミノ酸の一部に量の少ないものがあるので、穀類だけではからだに必要なたんぱく質を合成できません。肉や魚はもちろん、牛乳や乳製品、たまご、豆や豆製品を食べることで、必要量が満たせます。

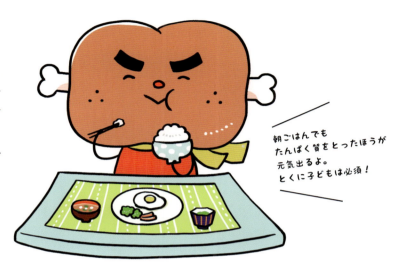

朝ごはんでもたんぱく質をとったほうが元気出るよ。とくに子どもは必須！

こうして食べるのがおすすめ！

植物性と動物性をバランスよく

9つの必須アミノ酸がバランスよく入った食品は「良質たんぱく」とよばれ、肉、魚、たまご、乳製品にはすべて含まれています。豆腐や納豆などの大豆製品は脂質が少なくておすすめ。元気なからだをつくるため、多種類のたんぱく質性食品をとりましょう。

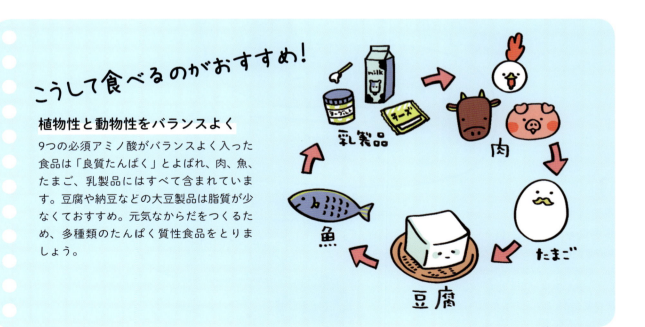

食物繊維

胃腸をそうじして、からだを元気に！

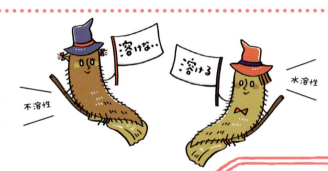

こんな栄養素

胃や腸を移動しながら食べ物などのカスをからめとり、お通じをよくして病気を防ぎます。水に溶けやすい「水溶性食物繊維」と水に溶けない「不溶性食物繊維」があります。

こんなふうに大活躍！

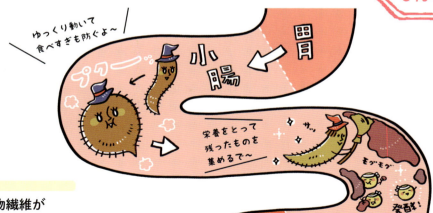

1 不溶性食物繊維が水を吸って膨らむ！

栄養素の吸収がゆっくりになり、血糖値の上昇がおだやかに！ 腸の動きがよくなり、便の量も増えます。おなかもすきにくくなります。

2 水溶性食物繊維が腸内環境を改善

水溶性植物繊維をエサとして腸内細菌による発酵がおこなわれて、腸内環境がよくなり病気を予防します。

> こんなときにも働くよ

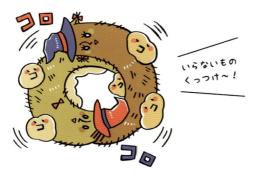

いらないもの くっつけ〜!

からだの免疫機能として大活躍！
免疫細胞の約70％は腸に集中しています。ウイルスや細菌、有害物質が食べ物と一緒に入ってくると、食物繊維がくっついて外に追い出します。また不要なコレステロールも吸いこんで、フンと一緒に体外へ出してくれます。

> どのくらいとればいい？

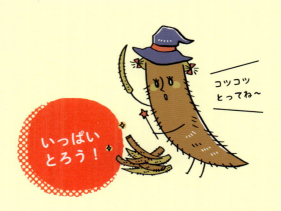

いっぱい とろう！

コツコツ とってね〜

不足しがちなので、食品から積極的にとりましょう。ひとつの食品に不溶性食物繊維も水溶性食物繊維も含まれていることが多いです。

力をあわせて働くよ！

● 乳酸菌と一緒に腸を元気に！

ヨーグルトやチーズなど発酵食品に含まれている乳酸菌は、腸内の善玉菌を増やしたり、悪玉菌を減らしたりする役割があります。食物繊維には、その乳酸菌を活性化させる働きがあるので、どちらも積極的にとりましょう。

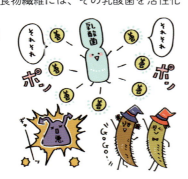

腸内にいる細菌は大きく3種類！　全部で1000以上います。

善玉菌	悪玉菌	日和見菌
ビタミンをつくったり、消化吸収を助けたり、病気やウイルスからからだを守ったりする	腸内で毒素や発ガン物質やガスを発生させる	健康なときはおとなしいが、からだが弱ると、腸内で悪い働きをする

⇒菌について詳しくはP.99へ

第2章　栄養素はたらき図鑑

食物繊維を多く含む食品

食物繊維は豆類や海藻に豊富です。いも類、緑黄色野菜、きのこ、そばや玄米などの穀類にも多く含まれています。

食品中の食物繊維
🥄 = 0.5gとして…

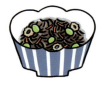
ひじき・あらめ
大さじ1（3g）で約1.6g

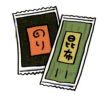
のり・こんぶ
1枚（3g）で約1g

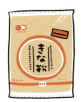
きなこ
大さじ1（8g）で約1.5g

ゆであずき
大さじ1（20g）で約2g

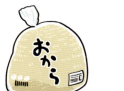
おから
大さじ1（6g）で約0.7g

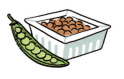
えんどう豆・納豆
1パック（50g）で約3.4g

ごぼう
1/3本（50g）で約2.9g

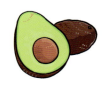

アボカド
1個（200g）で約11.2g
×2.2

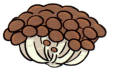
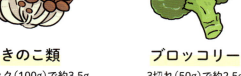
きのこ類
1パック（100g）で約3.5g

ブロッコリー
3切れ（50g）で約2.5g

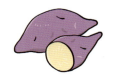
さつまいも
1/3個（100g）で約2.2g

さといも
1個（100g）で約2.3g

食べ方のコツ

ひとつの食品でまとめてとるのは難しいので、さまざまな食品からとりましょう。あおのりやしそ、きなこやおからを料理の仕上げにふりかけるのもおすすめです。

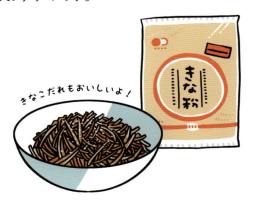

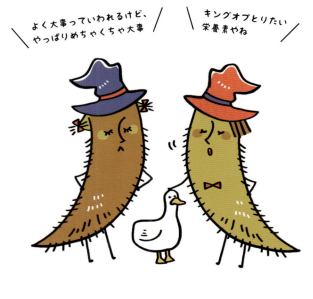

こうして食べるのがおすすめ！

サラダより煮物でとろう！

食物繊維をとるためには、生野菜のサラダを食べればいいと思いがち。でも、生野菜はかさが多いため、たくさん食べた割には食物繊維をとれません。おすすめは豆、いも、根菜、きのこ。煮物やおひたしなど、火を通してかさを減らしたほうがたっぷり食べられます。

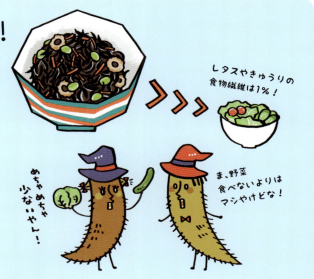

ビタミン としてはたらく栄養素

エネルギーづくりやからだづくりをサポートする栄養素に、ビタミンがあります。からだに必要なのは全部で13種類。油に溶けやすい「脂溶性ビタミン」と水に溶けやすい「水溶性ビタミン」に分けられます。今回はとくに大事な9つのビタミンを大きく紹介します。

脂溶性ビタミン

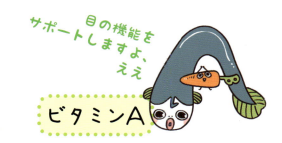

目の機能をサポートしますよ、ええ
ビタミンA

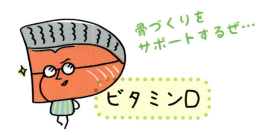

骨づくりをサポートするぜ…
ビタミンD

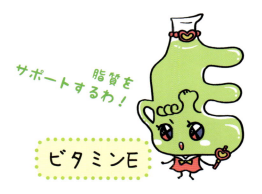

脂質をサポートするわ！
ビタミンE

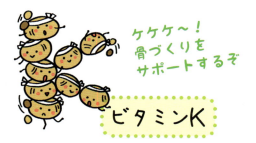

ケケケ〜！骨づくりをサポートするぞ
ビタミンK

水溶性ビタミン

水溶性ビタミンには、ビタミンB群というグループとビタミンCがあります。

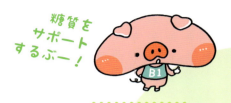

糖質をサポートするぶー！

ビタミンB_1

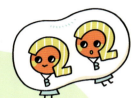

脂質とか、いろいろサポートするのよ

ビタミンB_2

ビタミンB群

ほかにもいるよ！

ビタミンB_6

ナイアシン

パントテン酸

ビオチン

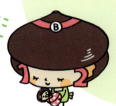

葉酸と一緒に赤血球づくりをサポートしますよ～

ビタミンB_{12}

DNAをつくります！

葉酸(ビタミンB_9)

水溶性ビタミンは間接的に働く！

水溶性ビタミンは、酵素をサポートする「補酵素」の役目も果たしています。酵素に働きかけることで、間接的にエネルギーやからだをつくるのに関わっているのです。

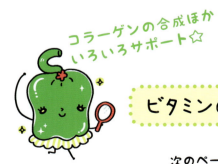

コラーゲンの合成ほかいろいろサポート☆

ビタミンC

次のページから詳しく紹介するよ！

健康な目とうるおい肌をサポート！
ビタミンA

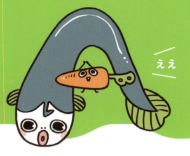

ウイルスの侵入も防ぐのです

ええ

こんな栄養素

目・鼻・のどの粘膜や、皮膚のうるおいを保ちます。また、目が光を感じるときにも深く関わっています。動物性食品に含まれる「レチノール」と、植物性食品に含まれる「カロテン類」があり、カロテン類は体内でレチノールに変わってレチノールの働きをします。

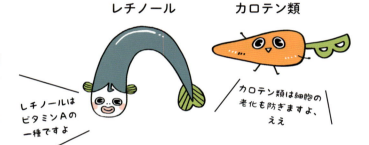

レチノール　カロテン類

レチノールはビタミンAの一種ですよ

カロテン類は細胞の老化も防ぎますよ、ええ

こんなふうに大活躍！

吸収したレチノールは肝臓に蓄えられ、必要なときに血液を通って必要な組織で働きます。

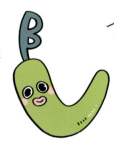

カロテン類は小腸でレチノールに変身！

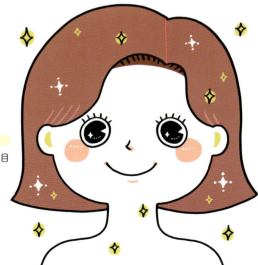

1 肌・鼻・のど・目がうるおいます。

2 薄暗いところでも目が見えるようになります。

こんなときにも働くよ

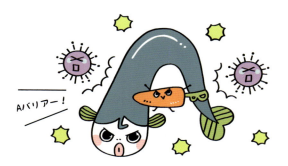

病気を防ぐ！
皮膚や粘膜が乾燥すると、そこからウイルスや細菌などが入り込んで、かぜやインフルエンザなどの感染症にかかりやすくなります。ビタミンAをとってうるおいを保てれば、こうした感染症を防げます。

どのくらいとればいい？

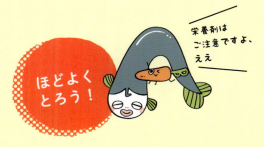

とっても大切な栄養素で、ふだんは肝臓に蓄積されています。このため不足は考えものですが、ビタミン剤などでとりすぎると、腹痛やめまい、肌や骨に不調が出ることも。カロテン類ならとりすぎの心配はいりません。

力をあわせて働くよ！

● **たんぱく質が運んでくれる！**
ビタミンAが必要になると、たんぱく質がビタミンAとくっついて、肝臓の倉庫から必要な場所へビタミンAを運んでくれます。たんぱく質がたりないと、せっかくためてもうまく使えません。

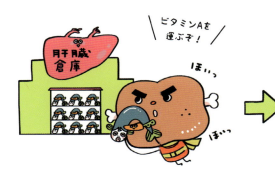
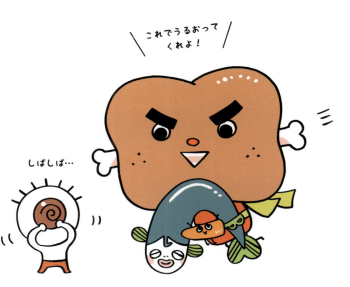

> ビタミンAになる成分を多く含む食品

肉や魚などの動物性食品にはレチノール、緑黄色野菜などにはカロテン類として含まれています。レチノールは肝臓に貯蔵されるので、とくにレバーに多く含まれます。

レチノール当量
= 100μgとして…

● レチノール

レバー（豚・鶏）
1切(10g)で約1300μg

うなぎのかば焼き
半パック(80g)で約1200μg

ぎんだら
1切(100g)で約1500μg

ほたるいか
5杯(40g)で約600μg

● カロテン類

モロヘイヤ
1袋(100g)で約840μg

ほうれんそう
1束(200g)で約700μg

にんじん
中1本(95g)で約655μg

春菊
1パック(170g)で約646μg

かぼちゃ
1切(50g)で約165μg

バジル
1パック20枚(20g)で約104μg

ブロッコリー
5切れ(50g)で約38μg

びわ
1個(100g)で約68μg

食べ方のコツ

肉や魚に含まれるレチノールのほうが、野菜などに含まれるカロテン類よりも体内で効率よく利用されますが、とりすぎると健康障害を招くので、とりすぎにはご注意を！ 一方、カロテン類ならとりすぎても健康障害は起こりません。安心して、緑黄色野菜をたくさんとりましょう。

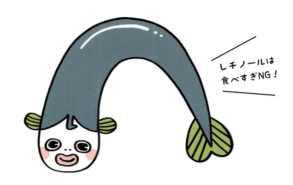

レチノールは食べすぎNG！

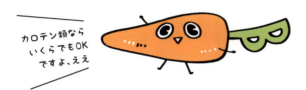

カロテン類ならいくらでもOKですよ、ええ

こうして食べるのがおすすめ！

カロテン類は、油とたんぱく質とともに！

野菜に含まれるカロテン類はそのままだと吸収されにくいですが、油ととると吸収率がグンとよくなります。炒め物はおすすめ。ビタミンAが体内で運ばれるにはたんぱく質が必要なので、肉や魚、たまごや豆腐などとも組み合わせて食べましょう。

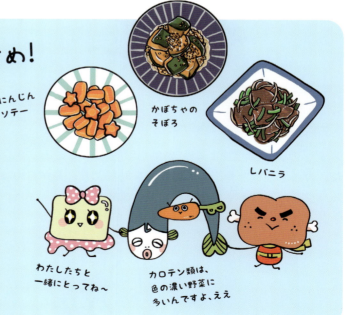

にんじんソテー

かぼちゃのそぼろ

レバニラ

わたしたちと一緒にとってね〜

カロテン類は、色の濃い野菜に多いんですよ、ええ

第2章 栄養素はたらき図鑑

骨や歯をつくるのに欠かせない！
ビタミンDとビタミンK

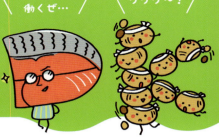

ビタミンDはこんな栄養素

丈夫な骨や歯をつくるのに欠かせません。また、筋肉を増やして強くします。皮膚に紫外線が当たることで体内でもつくられます。

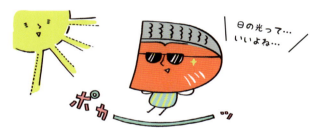

どのくらいとればいい？

● ビタミンD

紫外線の多い春から夏のほうが、秋から冬よりも体内のビタミンD濃度が高まります。日光に当たらない人は食品からとる必要があります。

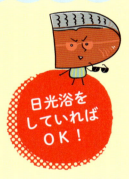

日光浴をしていればOK！

ビタミンKはこんな栄養素

メインの働きは出血したときに血液を固めること。また、カルシウムが骨にくっつくのを助けたり、骨からカルシウムが溶け出すのを抑えたりします。

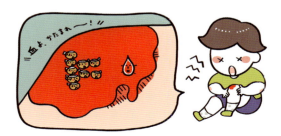

どのくらいとればいい？

● ビタミンK

成人なら腸内細菌によってつくられるので、不足することはありません。納豆を習慣的に食べている人はビタミンKが多い傾向があります。

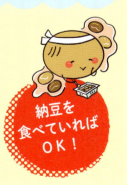

納豆を食べていればOK！

力をあわせて 働くよ！

1 カルシウムはたんぱく質とくっついて小腸に運ばれ、吸収されます。そのたんぱく質をつくるのをビタミンDがサポート！

ビタミンDとビタミンKは、骨をつくるときに大活躍！それぞれ影響しあって、体内のカルシウムのバランスを保っています。

2 ビタミンDは血液中のカルシウム量が少ないときに別の骨を溶かしてカルシウムをもっていきます。

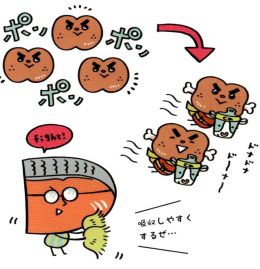

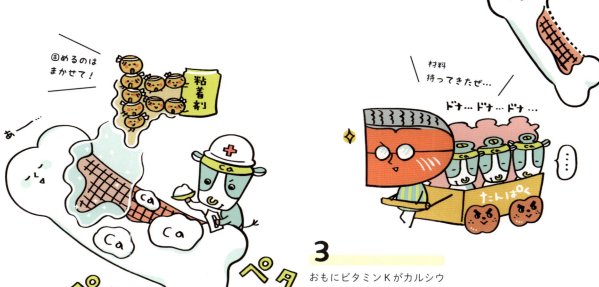

3 おもにビタミンKがカルシウムを骨に取り込み、固めるのを助けます。

ビタミンDを多く含む食品

食品中のビタミンD
 =10μgとして…

ビタミンDを含む食品はそれほど多くなく、さけやますなどの魚介類、きのこ類に限られます。

  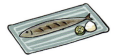

まいわし(丸干し) 1尾(100g)で約50μg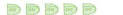

べにざけ 1切(100g)で約33μg

さんま 1尾(100g)で約16μg

まいたけ(乾燥) 1パック(50g)で約10μg

干しきくらげ 中2個(10g)で約9μg

食べ方のコツ

ビタミンDは、とりすぎに注意したい栄養素。サプリメントなどで上限量を超えることが続くと、全身がだるくなったり、食欲がなくなったりします。とはいえ、たりないと歯や骨がもろくなるので、魚やきのこからほどよくとりましょう。

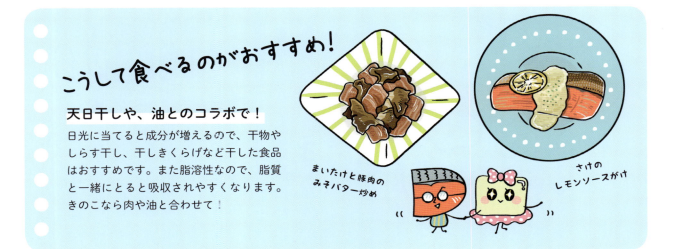

こうして食べるのがおすすめ！

天日干しや、油とのコラボで！

日光に当てると成分が増えるので、干物やしらす干し、干しきくらげなど干した食品はおすすめです。また脂溶性なので、脂質と一緒にとると吸収されやすくなります。きのこなら肉や油と合わせて！

まいたけと豚肉のみそバター炒め

さけのレモンソースがけ

ビタミンKを多く含む食品

ビタミンKは納豆、葉野菜、ひじきやのりなどの海藻にも多く含まれています。ねばねばした食品に比較的多いかもしれません。

食品中のビタミンK
= 100μgとして…

   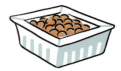

あしたば	モロヘイヤ	春菊	納豆	豆苗
1袋(170g)で約850μg	1袋(100g)で約640μg	1袋(170g)で約425μg	1パック(50g)で約300μg	1袋(85g)で約240μg

食べ方のコツ

ビタミンKは日常的には食べすぎの心配はまずありません。必要量の半分は腸内細菌からつくられるので、不足する心配もありません。安心して、ほどよくとりましょう。

こうして食べるのがおすすめ！

納豆以外なら葉物からとろう

納豆を食べられない人は、青菜や海藻からとりましょう。水に溶けにくく油に溶けやすいので、炒め物など油と一緒にとると吸収率がアップします。

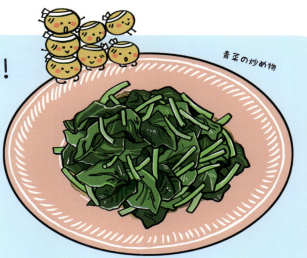

青菜の炒め物

美と若さを抗酸化力でキープ！
ビタミンE

アンチエイジングに
イーわよ

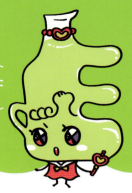

> こんな栄養素

大きな役割は、細胞の老化を防ぐこと。私たちの細胞は、呼吸から取り入れた酸素でつねに酸化されやすい状態になっています。酸化すると細胞の老化が進みます。ビタミンEはこの酸化から細胞を守る働きがあり、がんや動脈硬化や肌の老化を予防してくれます。

> こんなふうに大活躍！

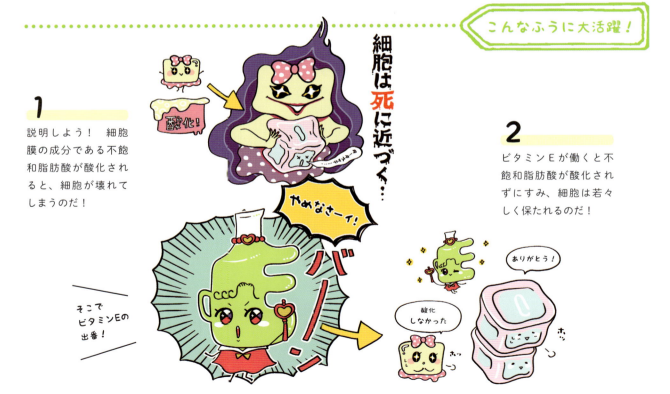

1 説明しよう！　細胞膜の成分である不飽和脂肪酸が酸化されると、細胞が壊れてしまうのだ！

2 ビタミンEが働くと不飽和脂肪酸が酸化されずにすみ、細胞は若々しく保たれるのだ！

ビタミンEを多く含む食品

もっとも多いのは植物油！

マーガリンにも多く含まれますが、オリーブ油には少なめです。ほかにはナッツ類、はまちやたらこなどの魚介類、モロヘイヤやかぼちゃなどの緑黄色野菜にも多く含まれています。

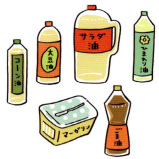

どのくらいとればいい？

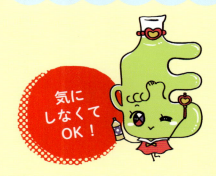

気にしなくてOK！

油は多くの加工食品に含まれ、調理でもよく使われるので、食事で不足する心配はほぼありません。とりすぎによる過剰症も起こりにくいですが、多くとれば効果が高まるわけでもないので、ほどほどに！

力をあわせて働くよ！

●ほかの抗酸化ビタミンと一緒に！

β-カロテンやビタミンCなど、抗酸化作用をもつほかのビタミンと合わせてとると、より効果がアップします。かぼちゃや赤ピーマンといった緑黄色野菜はβ-カロテンやビタミンCを多く含むので、これをビタミンEを含む新鮮な植物油で炒めれば、完璧！

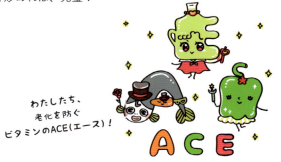

わたしたち、老化を防ぐビタミンのACE（エース）！

食べ方のコツ

サラダ油なら大さじ1杯強もとれば、1日の摂取目安量はすぐとれてしまいます。ただしビタミンEは時間がたつと酸化して本来の効果を発揮できなくなるので、油はなるべく空気にふれさせず、新しいものを常に使うようにしましょう。

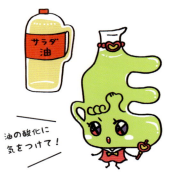

油の酸化に気をつけて！

糖質をエネルギーに変える！
ビタミンB₁

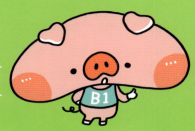

こんな栄養素

糖質をエネルギーに変えるときに働くビタミンで、ごはんを主食としている日本人に欠かせません。ビタミンB₁によりエネルギーが効率よくできると、脳を働かせたり、疲労の回復を助けたりできます。

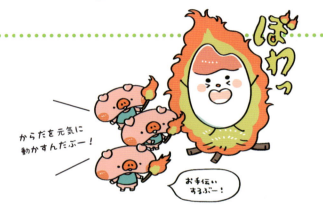

こんなふうに大活躍！

ビタミンB₁がたりないと…

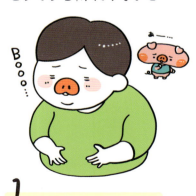

1 糖質が燃焼しないので、脂質も燃焼できず、よいダイエット効果が得られません。

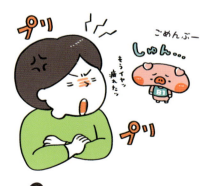

2 疲れやすくなったりイライラしたりします。

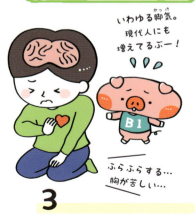

3 末梢神経障害や心不全の原因になることも…。

> こんなときにも働くよ

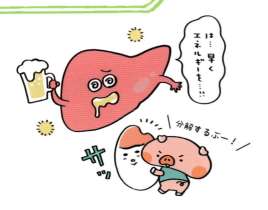

アルコールの分解でも活躍！
ビタミン B1 はアルコールを分解してエネルギーにするのに必要な栄養素。お酒を大量に飲んだときビタミン B1 がたりないと、アルコールが分解できず、酔いや中毒症状に…。

どのくらいとればいい？

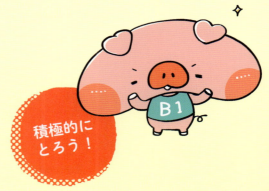

糖の分解に必要なので、とくに意識してとりたい栄養素です。必要量より多くとっても尿中に排出されるため、とりすぎの心配はいりません。

力をあわせて働くよ！

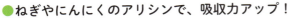

● ねぎやにんにくのアリシンで、吸収力アップ！
ビタミン B1 は、ねぎや玉ねぎ、にんにく、にらなどと一緒にとるとこれらの野菜に含まれる「アリシン」という成分がビタミン B1 と結合して、小腸でのビタミン B1 の吸収をよくしてくれます。

⇒アリシンについてはp.98へ！

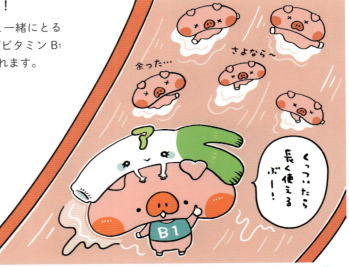

ビタミンB₁を多く含む食品

圧倒的に多いのは豚肉！ ハムやベーコンにも多く含まれ、ごまやらっかせいなどの種実類にも豊富です。

食品中のビタミンB₁
🟢 ＝0.1mgとして…

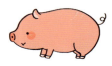
豚肉(ヒレ、もも、ロース)
1枚(100g)で約0.7～1.3mg

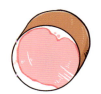
ロースハム
3枚(39g)で約0.3mg

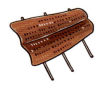
うなぎのかば焼き
半パック(80g)で約0.6mg
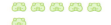

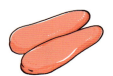
たらこ
1腹(85g)で約0.6mg
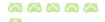

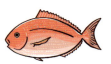
まだい
1尾(100g)で約0.3mg

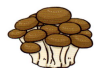
ひらたけ
1袋(150g)で約0.6mg
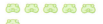

玄米
茶碗1杯(150g)で約0.24mg

胚芽精米
茶碗1杯(150g)で約0.12mg

そば(干)
1人前(100g)で約0.4mg

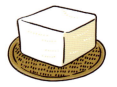
木綿豆腐
1丁(300g)で約0.3mg

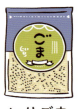
いりごま
大さじ1(9g)で約0.05mg

グリーンピース
10粒(5g)で約0.02mg

食べ方のコツ

ビタミンB₁は豚肉にとくに多く含まれています。でも水溶性で熱に弱く、さらに空気にさらすことでも失われてしまいます。水や空気にさらしすぎないようにし、火が通ったあとは加熱しすぎないようにしましょう。

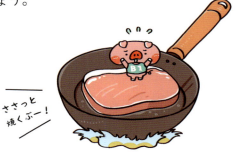
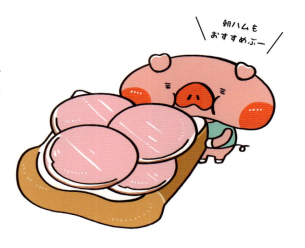

こうして食べるのがおすすめ！

ごはんを玄米や胚芽米にチェンジ！

主食のごはんを白米から玄米や胚芽精米（胚芽米）に変えると、ビタミンB₁を豊富にとることができます。白米は玄米から外皮である「ぬか」と芽である「胚芽」をとりのぞいたもの。でもじつは、このぬかと胚芽に米のビタミン・ミネラルの90％が含まれているのです。

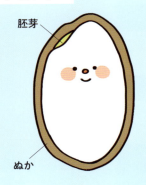

ぬか漬けに注目！

きゅうりやにんじんなどの野菜をぬか床に漬けると、ぬかのビタミンB₁が野菜に吸収されるうれしい効果が。

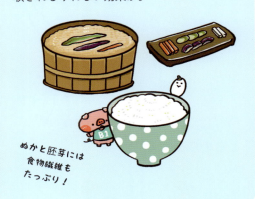

エネルギーづくりと発育を助ける！
ビタミン B₂

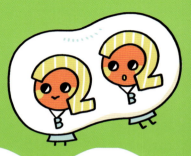
いろいろ働くわよ

こんな栄養素

ビタミンB₂は、糖質、脂質、たんぱく質のすべての三大熱量素がエネルギーを生み出す働きを助けます。また「発育のビタミン」ともいわれ、細胞の生まれ変わりに関わるなど、からだの成長もサポートしています。

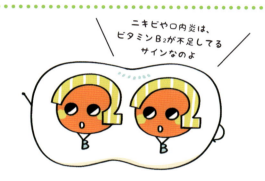
ニキビや口内炎は、ビタミンB₂が不足してるサインなのよ

こんなときにも働くよ

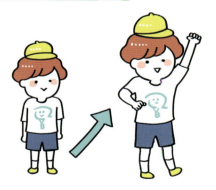

子どもの成長にも！
ツヤツヤの髪やきれいな肌をつくるのに働くビタミンB₂。新しく細胞をつくるので、胎児や成長期の子どもの発育にも深く関わります。

どのくらいとればいい？

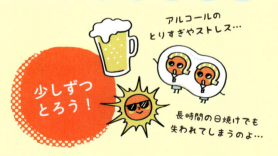
アルコールのとりすぎやストレス…
少しずつとろう！
長時間の日焼けでも失われてしまうのよ…

すべての動植物に存在しているので、食事で不足する心配はあまりありません。腸内細菌によってからだの中でもつくられます。ただ大量にとると吸収率が下がり、すぐに尿中へ出てしまいます。代謝に関わる大切な栄養素なので、毎日少しずつとりましょう。

力をあわせて働くよ！

1

脂質をサポート！
とくに脂質がスムーズに燃焼するのを助けます。

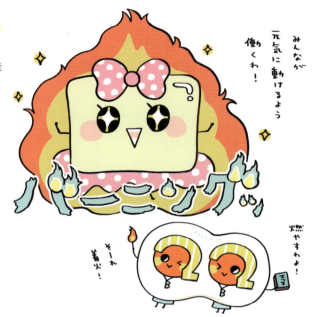

2

たんぱく質をサポート！
たんぱく質が皮膚や粘膜の細胞をつくるのを助けます。

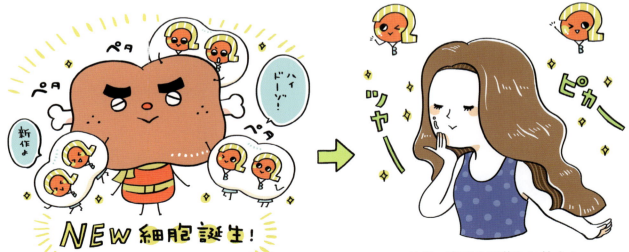

結果、育毛や肌荒れに効く！

ビタミンB₂を多く含む食品

牛肉・豚肉・鶏肉に含まれ、とくにレバーには豊富。ほか、たまごや乳製品や魚介類など動物性食品、海藻にも含まれています。

食品中のビタミンB₂
 =0.1mgとして…

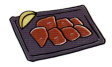
レバー（豚、牛）
1切（10g）で約0.3mg

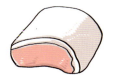
豚肩ロース肉
スライス5枚（100g）で約0.3mg

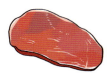
牛肉（ヒレ）
1枚（100g）で約0.3mg

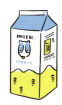
牛乳
コップ1杯（200g）で約0.3mg

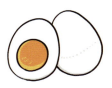
たまご
1個（50g）で約0.2mg

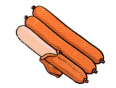
魚肉ソーセージ
1本（95g）で約0.6mg

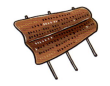
うなぎのかば焼き
半パック（80g）で約0.6mg

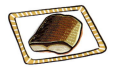
さば
1切（100g）で約0.3mg

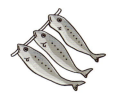
まいわし
1尾（100g）で約0.4mg

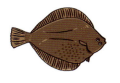
まがれい
1尾（100g）で約0.35mg

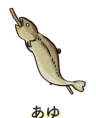
あゆ
1尾（30g）で約0.05mg

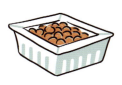
納豆
1パック（50g）で約0.3mg

食べ方のコツ

水溶性ですが、水に溶けにくく熱にも強いので、調理でも失われることの少ないビタミンです。毎日の食事で肉やたまご、チーズや牛乳などを組み合わせてとりましょう。ほかのビタミンB群と一緒にとるのがおすすめ！

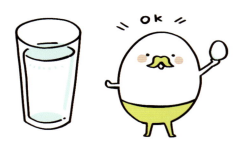
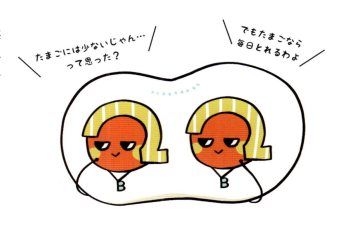

こうして食べるのがおすすめ！

ビタミン剤や栄養ドリンクはほどほどに

ビタミン剤や栄養ドリンクを飲むと尿が黄色くなりますが、これはビタミンB_2が含まれているため。つまり一度に多くとっても体外に出てしまうので、効果的ではないのです。とくに栄養ドリンクにはカフェイン（P.98）も多いので、ほどほどがおすすめです。

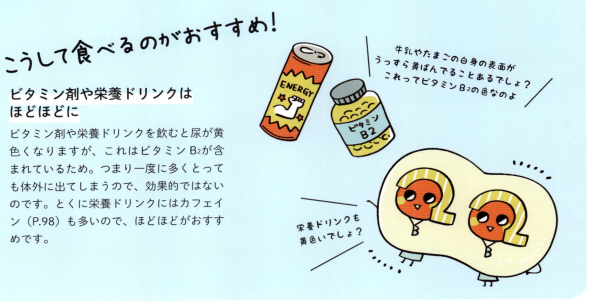

妊婦さんにとってほしい栄養素！
ビタミン B₁₂ と葉酸

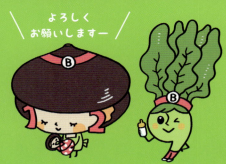

ビタミン B₁₂ はこんな栄養素

血液中の赤血球は、全身に酸素を届ける大事な役目があり、つねに新しくつくりかえられています。このときに欠かせないのがビタミン B₁₂！「造血のビタミン」といわれます。

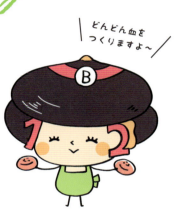

どのくらいとればいい？

● ビタミン B₁₂

腸内細菌によってもつくられるので、たりなくなることはありません。

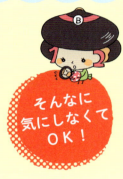

そんなに気にしなくてOK！

葉酸はこんな栄養素

葉酸はビタミン B₉ ともいわれます。赤血球を新しくつくるとき、そして細胞の遺伝子情報がつまっているDNAをつくるときにも必要なので、胎児や乳児の発育には不可欠です。また動脈硬化の予防にも効果があるといわれます。

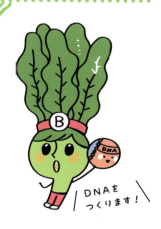

どのくらいとればいい？

● 葉酸

肉、魚、緑黄色野菜を食べていれば、通常は不足することはありません。でも妊娠中や授乳期はとくに必要になるので、意識して多くとりましょう。

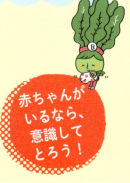

赤ちゃんがいるなら、意識してとろう！

力をあわせて働くよ！

● 赤血球の合成

ビタミンB_{12}と葉酸は、赤血球が鉄やアミノ酸、脂肪酸などを使いながら成熟していくときに協力して働きます。

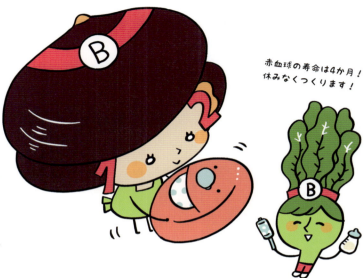

赤血球の寿命は4か月！
休みなくつくります！

とくにわたしが
がんばる
ターンですわ

● DNA・RNA の合成

細胞の核にある DNA と RNA は、遺伝やたんぱく質の合成を支配しています。葉酸はビタミンB_{12}とともに、この DNA と RNA をつくるのをサポート。このため、妊娠初期の胎児の神経系や心臓の形成にとくに深く関わります。

だから妊婦さんに
多く必要なのですわ

胎児が大きく育つためには
葉酸は欠かせません！

ビタミンB12を多く含む食品

肉や魚など動物性食品に多く含まれます。貝類や魚卵、青魚やレバーにはとくに豊富です。

食品中のビタミンB12
🟢 =10μgとして…

しじみ 10個(50g)で約34μg

赤貝 10個(50g)で約30μg

あさり 10個(50g)で約26μg

さんま 1尾(100g)で約16μg

さば 1切(100g)で約13μg

食べ方のコツ

通常の食事で貝類や魚や肉をしっかりとっていれば、不足する心配はありません。安心してほどよく食べましょう。

こうして食べるのがおすすめ！

ベジタリアンと胃腸が悪い人はサプリでとろう！

ビタミンB12は動物性食品に含まれ、植物性食品には含まれません。このためベジタリアンや、胃に萎縮性病変のある人、胃の切除手術を受けた人などは、ビタミンB12の吸収率が悪くなるので、サプリメントからとるのがおすすめです。

胃酸が減ると吸収率が悪くなるんですの

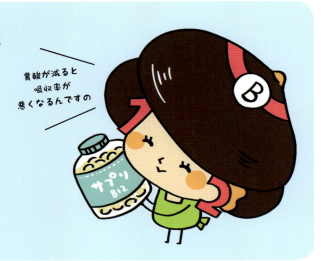

葉酸を多く含む食品

レバー、緑の濃い野菜、豆類、くだものに多く含まれています。

食品中の葉酸 = 100μgとして…

菜の花	**からしな**	**モロヘイヤ**	**ブロッコリー**	**いちご**
1/2袋(100g)で約340μg	1/3束(100g)で約310μg	1袋(100g)で約250μg	5切れ(50g)で約110μg	10個(100g)で約90μg

食べ方のコツ

妊娠期や授乳期、また妊娠を希望している女性は、より多くの葉酸の摂取を心がけましょう。サプリメントもおすすめです。

こうして食べるのがおすすめ！

ビタミンB₁₂と一緒に！

葉酸は、ビタミンB₁₂と協力して働くので、食品でも一緒に食べると効果的。魚介類と緑黄色野菜を一緒に調理するのもおすすめです。また、レバーは葉酸とビタミンB₁₂のどちらも多く含まれますが、食べすぎるとビタミンAの過剰により胎児の奇形も招くので、ほどほどに。

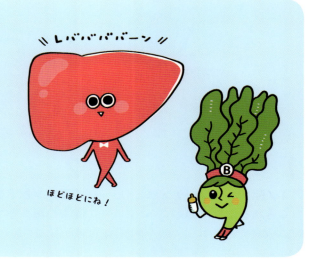

レババババーン

ほどほどにね！

血管、筋肉、皮膚をつくるときにお手伝い！
ビタミンC

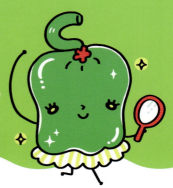

シー！わたしが美肌の名脇役よ

> こんな栄養素

いろんなところで大活躍！ 白血球をサポートして免疫力をあげ、強い抗酸化パワーにより老化や動脈硬化を予防します。コラーゲンの生成にも関わるので、新しい細胞をつくるのには欠かせません。

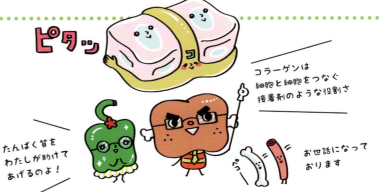

ピタッ

コラーゲンは細胞と細胞をつなぐ接着剤のような役割さ

たんぱく質をわたしが助けてあげるのよ！

お世話になっております

> こんなふうに大活躍！

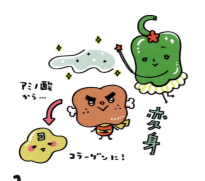

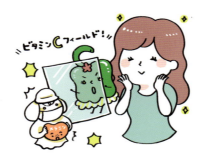

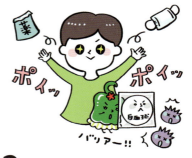

1
アミノ酸からコラーゲンがつくられるときに働く
新しい細胞がつくられ、ハリやツヤのある肌に！ 血管や骨もつくります。

2
メラニン色素をつくる酵素の働きをブロック！
肌のシミを防ぎます。

3
ウイルスの侵入を防ぐ白血球をサポート！
かぜなどの病気にかかりにくくなります。

> こんなときにも働くよ

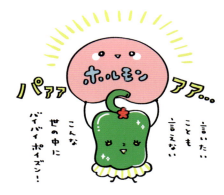

ストレスに負けないホルモンをつくる！
ビタミンCはホルモンがつくられるときに使われます。とくにアドレナリンやコルチゾールは、ストレスに対抗してくれる大事なホルモン。ストレスを感じやすい人は、ビタミンCをしっかりとりましょう。

どのくらいとればいい？

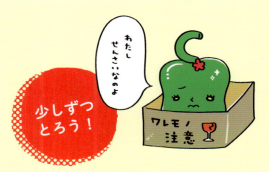

体内のビタミンCは約400mgで飽和状態になり、なんと2〜3時間で排出されてしまいます。しかも水に溶けやすく、熱、酸素、光によって壊れやすい性質も。喫煙でも失われます。このため、毎食欠かさず、こまめにとる必要があります。

力をあわせて働くよ！

●鉄の吸収を助ける！
ビタミンCには、鉄（P.86）を吸収しやすい形に変化させる働きもあります。

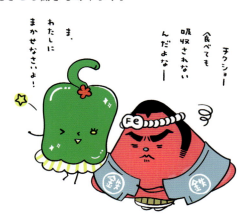

●ほかの抗酸化ビタミンと一緒に
ビタミンはさまざまな種類を組み合わせてとるのが効果的。とくにビタミンCは、β-カロテンやビタミンEなど、抗酸化作用をもつほかのビタミンと合わせてとると、より効果がアップします。

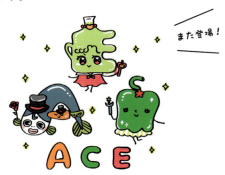

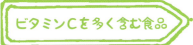 ビタミンCを多く含む食品

緑黄色野菜やいも類、くだものに多く含まれています。

食品中のビタミンC
🫑＝20mgとして…

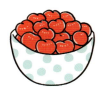
アセロラ（10%果汁入り飲料）
1パック（200g）で約240mg

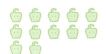

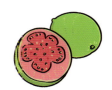
グアバ
1/2個（100g）で約220mg

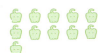

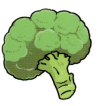
ブロッコリー
5切れ（50g）で約70mg

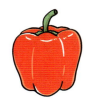
パプリカ（赤）
1個（120g）で約204mg

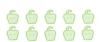

ピーマン（青）
1個（35g）で約27mg

菜の花
1/2袋（100g）で約130mg

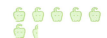

じゃがいも
1個（100g）で約28mg

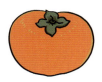
柿
1個（150g）で約105mg

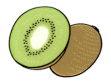
キウイフルーツ
1個（100g）で約71mg

いちご
10個（100g）で約62mg

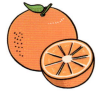
オレンジ
1個（150g）で約90mg

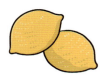
レモン
1カット（3g）で約3mg

食べ方のコツ

調理の過程で壊れやすく、排出されやすいのでこまめにとりましょう。妊娠期や授乳期の人はより多くのビタミンCの摂取を心がけましょう。

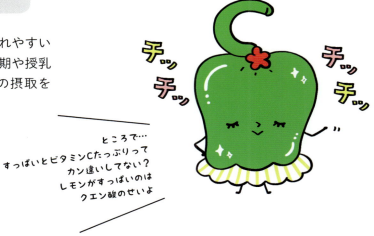

ところで…
すっぱいとビタミンCたっぷりってカン違いしてない？
レモンがすっぱいのはクエン酸のせいよ

こうして食べるのがおすすめ！

鮮度のいいうちに、手早く調理！

保存期間が長くなるほど、食材のビタミンCは失われてしまいます。できるだけ新鮮なものを買い、早めに調理しましょう。ビタミンCが失われにくいいも類や、生のフルーツはおすすめです。野菜ならさっと揚げた天ぷらでも。

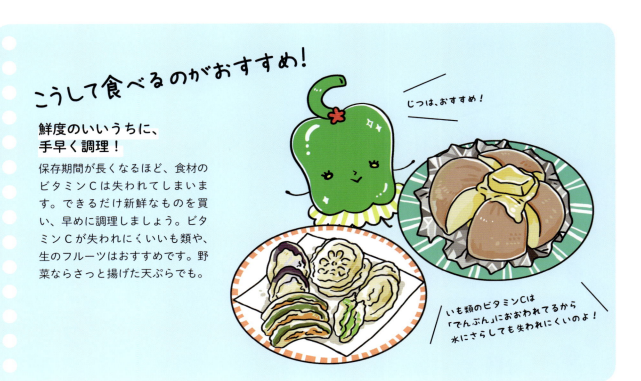

じつは、おすすめ！

いも類のビタミンCは「でんぷん」におおわれてるから水にさらしても失われにくいのよ！

ほかにもあるよ、こんなビタミン

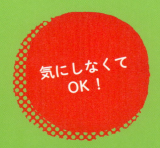

気にしなくてOK！

からだに必要なビタミンのなかには、必要な量がとっても微量だったり、体内でつくられたり、含まれる食品が多かったりして、通常の食事ではとくに気にしなくていいものもあります。ここでさら〜っとお教えしておきましょう！

＼たんぱく質の頼れるパートナー／
ビタミン B_6

肉や魚などに含まれるたんぱく質は、食べると体内で分解されてアミノ酸となり、からだに必要なたんぱく質につくりかえられます。この一連の流れをサポートしているのがビタミン B_6 です。にんにくやとうがらしに多く含まれています。

＼お酒好きの味方！／
ナイアシン

お酒の飲みすぎで起きる頭痛や吐き気は、アルコールをとると生まれるアセトアルデヒドという物質が原因です。ナイアシンはこの物質を分解する酵素の働きを助けてくれます。糖質や脂質をエネルギーに変えるときにも働きます。

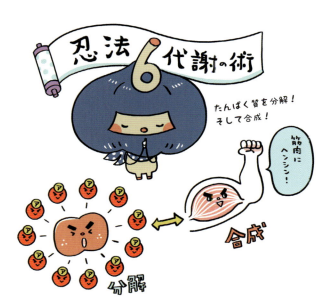

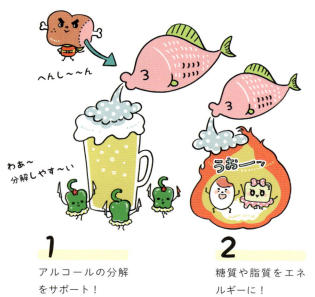

1 アルコールの分解をサポート！

2 糖質や脂質をエネルギーに！

＼ストレスからあなたを守る！／
パントテン酸

人がストレスを感じると、自分の身を守ろうとするホルモンが分泌されます。パントテン酸はこのホルモンをつくるときに活躍！　三大熱量素の代謝にも関わります。多くの食品に含まれるため「どこにでもある酸」といわれ、かつてはビタミンB_5とよばれていました。

＼地肌を元気にキープ！／
ビオチン

皮膚の炎症を予防し、肌や頭皮をきれいに保ってくれる栄養素。白髪や抜け毛を防ぎ、アトピー性皮膚炎の改善でも期待されます。腸内細菌でつくられるので通常欠乏しません。ビタミンB_7やビタミンHともよばれ、三大熱量素がエネルギーになるときも働きます。

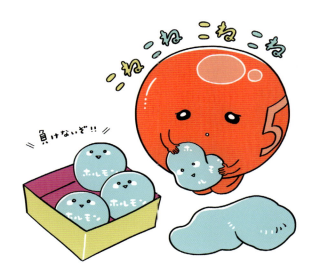

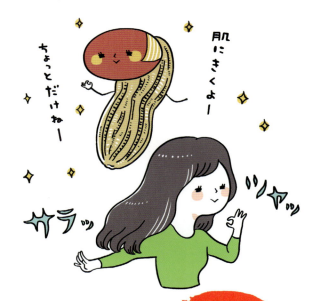

とりすぎ注意

気になるサプリメントについて

サプリメントって健康にいいの？

健康のためにビタミンなどのサプリメントをとっている人もいるでしょう。でも、ビタミンAやビタミンE、ミネラルなど、なかにはとりすぎると逆に健康を害するものも！　効果のあやしい成分を含んだサプリメントも多く売られているので、しっかり見極めて。もしとるなら、この本で「不足しがち」と書かれた栄養素のものがいいかもしれません。とはいえ、バランスのよい食事を心がけていれば、本来は必要ありません。

第2章　栄養素はたらき図鑑

ミネラル としてはたらく栄養素

からだづくりに関わり、からだの機能を働かせるのに活躍するミネラル。体内でつくられないため、毎日の食事からとる必要があります。からだに必要なミネラルはおもに13種類。今回はとくに大事な6つのミネラルを大きく紹介します。

主要ミネラル

ミネラルは1日の摂取量がおよそ100mg以上の「主要ミネラル（多量ミネラル）」と、100mg未満の「微量ミネラル」に分けられます。わずかな量でも大きな役割を担っています。

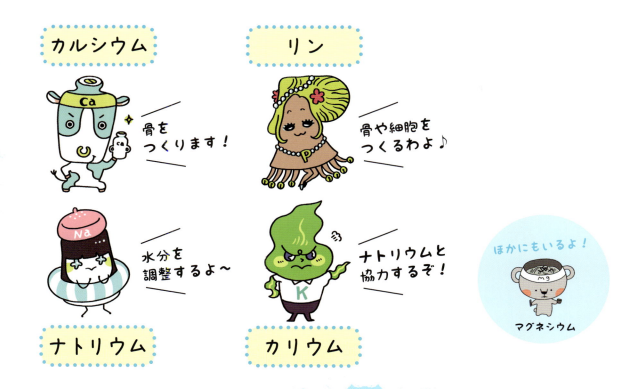

カルシウム — 骨をつくります！

リン — 骨や細胞をつくるわよ♪

ナトリウム — 水分を調整するよ〜

カリウム — ナトリウムと協力するぞ！

ほかにもいるよ！ マグネシウム

そもそもミネラルって何？

ミネラルは金属の一種といわれますが、栄養学では炭素、水素、窒素、酸素以外の「からだに必要な元素」をミネラルとよんでいます。どれも地球上のさまざまな場所に存在し、土の中、水の中、もちろん生き物の中にも、物質の核として含まれています。

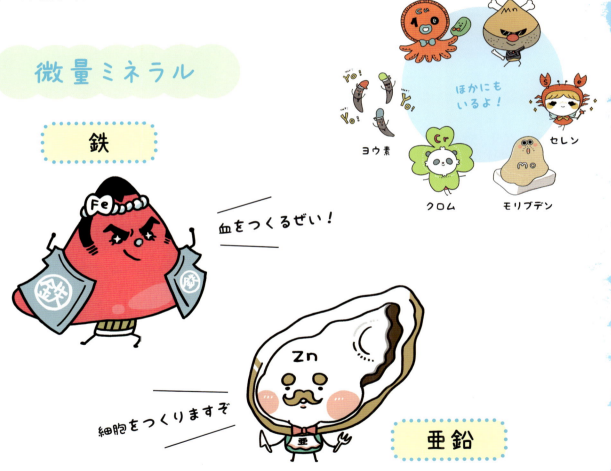

微量ミネラル

鉄 — 血をつくるぜぃ！

亜鉛 — 細胞をつくりますぞ

ほかにもいるよ！ 銅／マンガン／ヨウ素／クロム／モリブデン／セレン

骨や歯のもとになる！
カルシウム

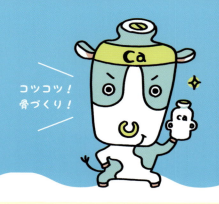

コツコツ！骨づくり！

こんな栄養素

人間のからだのなかでもっとも多いミネラルです。メインの働きは、骨や歯をつくること！ 体内に存在するカルシウムの99％が骨や歯となり、残りの1％は血液や細胞の中にあります。

どのくらいとればいい？

からだに吸収されにくい栄養素なので、とくに積極的にとりましょう。成長期にたりないと、しっかりとした骨や歯をつくれず、やがて骨がスカスカでもろくなる骨粗しょう症になってしまいます。高齢者も不足しがちです。

しっかりとろう！

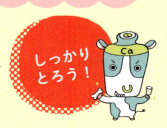

こんなときにも働くよ

からだの調整機能としても大活躍！
血液や細胞の中のカルシウムは、筋肉の動きや神経の伝達にも関わっています。ほかにも、成長ホルモンなどを分泌したり、酵素を活性化させたりしています。

力をあわせて働くよ！

● **カルシウムとコラーゲン**

骨の土台になるのは、たんぱく質の一種であるコラーゲン。その上にカルシウムがくっついて骨になります。たとえるなら鉄筋コンクリートのような構造です。

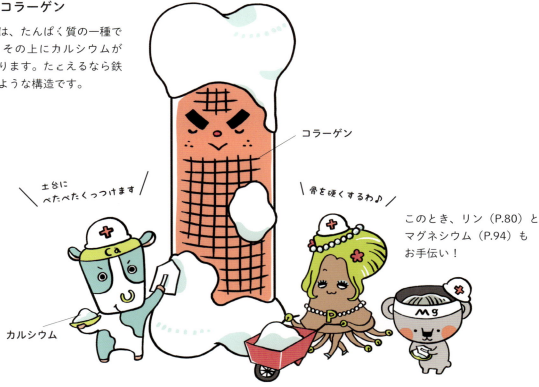

このとき、リン（P.80）とマグネシウム（P.94）もお手伝い！

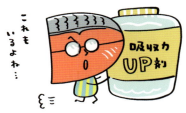

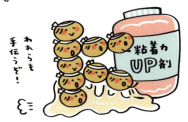

● **カルシウムとビタミンD ＆ ビタミンK**

ビタミンDは腸からのカルシウムの吸収力を高め、ビタミンKは骨にカルシウムをくっつけて、丈夫な骨づくりをサポートします。

→詳しくはP.50へ！

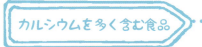 カルシウムを多く含む食品

乳製品、小魚、海藻類、大豆製品や一部の野菜に多く含まれています。

食品中のカルシウム 🥛 =50mgとして…

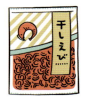
干しえび
1つかみ(5g)で約355mg
🥛🥛🥛🥛🥛🥛🥛

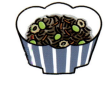
干しひじき
大さじ1(3g)で約30mg
🥛

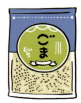
ごま
大さじ1(9g)で約108mg
🥛🥛

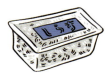
しらす干し
大さじ1(7g)で約36mg
🥛

ししゃも
1尾(20g)で約66mg
🥛

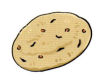
がんもどき
大1個(100g)で約270mg
🥛🥛🥛🥛🥛

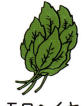
モロヘイヤ
1袋(100g)で約260mg
🥛🥛🥛🥛🥛

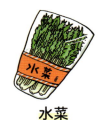
水菜
1/2袋(100g)で約210mg
🥛🥛🥛🥛

たまご
1個(50g)で約23mg
🥛

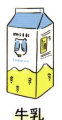
牛乳
コップ1杯(200g)で約220mg
🥛🥛🥛🥛

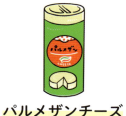
パルメザンチーズ
大さじ1(6g)で約78mg
🥛🥛

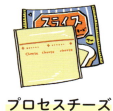
プロセスチーズ
スライス1枚(18g)で約113mg
🥛🥛

食べ方のコツ

日本人は世界的に見てもカルシウム摂取量が少ないといわれます。からだに取り入れたものがそのまま利用されるわけではないので、意識して多めにとりましょう。

\ あのウワサを検証！ /
イライラの原因はカルシウム不足！？

カルシウムは神経の伝達を助けますが、「カルシウムをとると、イライラがおさまる」といった研究報告はありません。

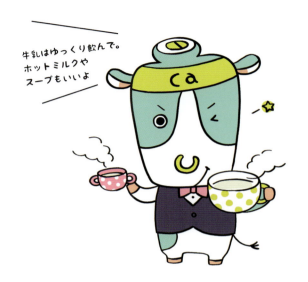

牛乳はゆっくり飲んで。ホットミルクやスープもいいよ

こうして食べるのがおすすめ！

**カルシウムを助ける
ビタミンD＆ビタミンKを一緒に！**

ビタミンDの多い魚類、ビタミンKの多い青菜や海藻や大豆製品と、カルシウムを組み合わせるのは効果的です。しらす・いわし・あゆなどの魚には、カルシウムもビタミンDも多く含まれます。また、ひじき・のり・わかめや、油揚げ・がんもどきには、カルシウムもビタミンKも多く含まれています。

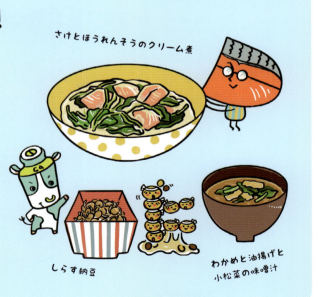

さけとほうれんそうのクリーム煮

しらす納豆

わかめと油揚げと小松菜の味噌汁

骨も歯もかたくしちゃうわよ♪
リン

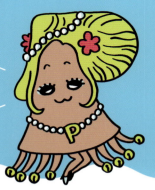

リンリン
リリ～ン♪

こんな栄養素

おもに骨や歯の材料として使われ、骨や歯のかたさを保っています。からだの中でリンの85％は骨にあり、カルシウムの次に多く含まれます。残りの15％は全身の細胞の成分に使われています。

どのくらいとればいい？

多くの食品に含まれるので、不足することはありません。むしろ、とりすぎが心配される栄養素。とる量が多すぎるとカルシウムの吸収を悪くしてしまいます。

とりすぎに注意！

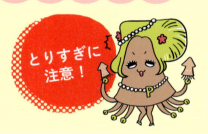

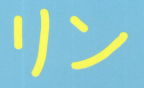

いろいろ
つくるわよ♪

ギュッ

骨や歯を
かたくする

DNAの成分を
つくる

ギューッ

エネルギーのもと
ATPの成分に！

ギューッ

こんなときにも働くよ

**細胞やエネルギーを
つくる成分に！**

骨以外で使われるリンは、たんぱく質や脂質とくっついて、細胞膜や遺伝子情報をもつDNAなどの成分に使われます。また、代謝によって生じたエネルギー「ATP」の成分でもあります。

リンを多く含む食品

イカやエビなどの魚介類をはじめ、肉、穀類、野菜など、幅広い食品に含まれています。

食品中のリン = 20mgとして…

するめいか
1杯(200g)で約500mg
 ×2.5

ししゃも
1尾(20g)で約86mg

干しえび
1つかみ(5g)で約50mg

ロースハム
3枚(39g)で約109mg
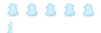

プロセスチーズ
スライス1枚(18g)で約131mg

たまご
1個(50g)で約85mg

ミルクチョコレート
1枚(65g)で約156mg

食べ方のコツ

リンは食品添加物にも多く含まれます。「リン酸塩」「ピロリン酸」「ポリリン酸」「メタリン酸」という表示があれば、リンが使用されている証拠。加工品のとりすぎは気をつけて！

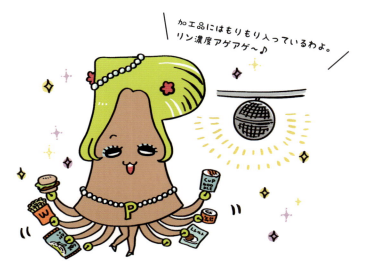

加工品にはもりもり入っているわよ。リン濃度アゲアゲ〜♪

からだの水分バランスを保つ！
ナトリウムとカリウム

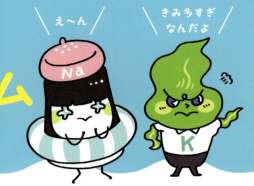

ナトリウムはこんな栄養素

細胞の水分の量や濃度のバランスを保ち、細胞が正しく働くようにしています。また筋肉を曲げたり伸ばしたりする動きにも関わり、神経の伝達がうまくいくように働いています。

どのくらいとればいい？

●ナトリウム

日本人は塩分の多いしょうゆやみそなどをよく使うので、不足よりもとりすぎが心配されています。とりすぎが続くと、高血圧などの病気のリスクが高まります。

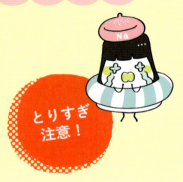

とりすぎ注意！

カリウムはこんな栄養素

ナトリウムとともに細胞の水分濃度を調整します。余分なナトリウムを外に出すので、高血圧予防にも効果あり！ また植物の生育にも欠かせないミネラルなので、多くの植物性食品に含まれています。

どのくらいとればいい？

●カリウム

通常の食事では不足しませんが、塩分をとりすぎる人は積極的にとりましょう。利尿作用のあるコーヒーやビールを飲んだり、大量に汗をかいたりしたときも、意識してとって。

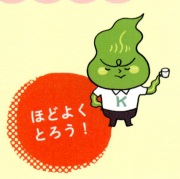

ほどよくとろう！

力をあわせて働くよ！

●バランスがとれている状態だと…

ナトリウムはおもに細胞の外に、カリウムはおもに細胞の中にいて水分を調整しています。

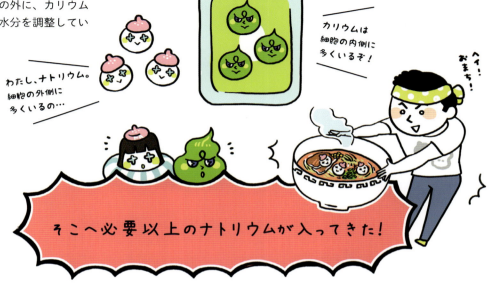

●カリウムが少ないと…

細胞に水を入れて濃度調整することになり、むくみにつながります。

●カリウムが多いと…

尿中へ水と一緒にナトリウムを排出します。

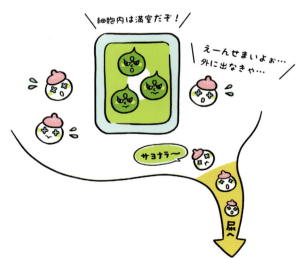

第2章 栄養素はたらき図鑑

ナトリウム・食塩を多く含む食品

ナトリウムは塩分として、多くの調味料や加工食品に含まれます。

食品中の食塩担当量
 = 1gとして…

固形コンソメ
1個(7g)で約3g

顆粒だし
1袋(4g)で約1.6g

しょうゆ
濃口大さじ1 (18g)で約2.6g
薄口大さじ1 (18g)で約2.9g

赤色辛みそ
大さじ1 (18g)で約2.3g

インスタントラーメン
1人前(100g)で約6.9g

食べ方のコツ

塩分濃度が高いと食品は腐りにくくなるので、漬物などの保存食は塩分が高めです。また調味料にはかなり多くの塩分が含まれているので、控えめに。日頃から減塩を心がけましょう。

こうして食べるのがおすすめ！

パンやめん類は食べすぎ注意！

ごはんが塩分ゼロなのに対して、パンやめん類は塩分が比較的多く含まれています。このため、パンやめん類の食べる量が多くなると、塩分摂取量も増えることに。パンに塗るバター、めん類に合わせるスープやつゆにも塩分は多いので、食べすぎにはご注意を。

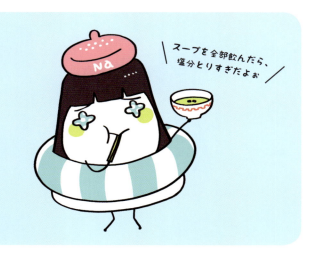

スープを全部飲んだら、塩分とりすぎだよぉ

カリウムを多く含む食品

植物の生育に関わるミネラルなので、野菜、くだもの、大豆や納豆などの植物性食品に多く含まれています。

食品中のカリウム
= 100mgとして…

アボカド	ほうれんそう	さといも	バナナ	メロン
1/2個(100g)で約590mg	1/2束(100g)で約690mg	1個(100g)で約640mg	1本(100g)で約360mg	1/8個(100g)で約340mg

食べ方のコツ

高血圧予防のためには、塩分を控えるとともに、充分なカリウムの摂取を心がけて。ラーメンや漬物、濃い味つけが好きな人は、とくにたくさんとりましょう。

こうして食べるのがおすすめ！

野菜とくだものをたっぷりとろう！

カリウムは水に溶けやすいので、野菜もくだものも生でとるのがおすすめです。根菜や豆類なら、ゆでてもあまり減りません。

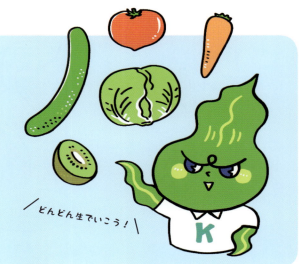

どんどん生でいこう！

鉄

からだのすみずみまで酸素を届ける！

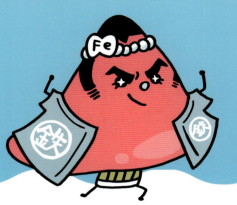

運び屋の鉄とはおいらのことよ

こんな栄養素

血になって、全身に酸素を運び、二酸化炭素を回収する。これが鉄の大事な仕事です。からだの中にある鉄は、60〜70％が血液にあり、赤血球に含まれるヘモグロビンの材料となって活躍します。約4％は筋肉に、残りは肝臓、脾臓、骨髄にあります。

こんなふうに大活躍！

1 食物の鉄が体内で吸収され、血液中のヘモグロビンになります。

2 肺から心臓、動脈を通って酸素を配ります。

3 酸素を配り終わったら、老廃物である二酸化炭素を回収！

4 静脈を通って肺に戻ります。

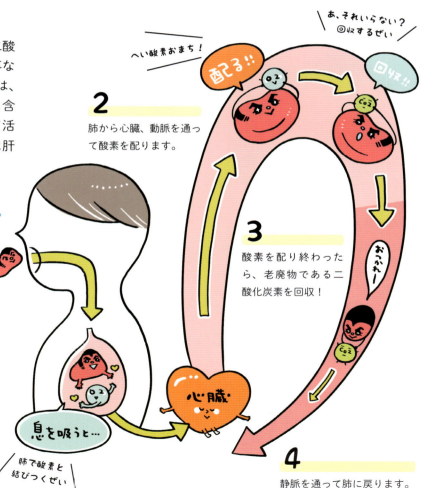

鉄は動物性と植物性で違う

鉄には、肉や魚などの動物性食品に含まれるヘム鉄と、青菜などの植物性食品に含まれる非ヘム鉄があります。ヘム鉄の吸収率が約30％なのに比べ、非ヘム鉄は約7％と吸収されにくい特徴があります。

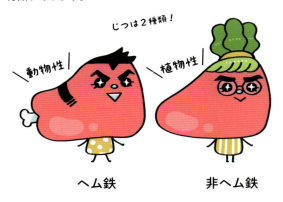

どのくらいとればいい？

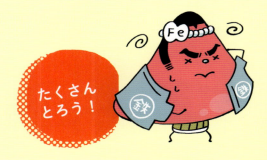

たくさんとろう！

鉄がたりないと、酸素が全身に行きわたらなくなります。疲れやすくなったり、持久力がなくなったり、脳に酸素が行かずに忘れっぽくなることも。また鉄欠乏性貧血の原因にもなり、乳幼児期に不足すると発育も遅れます。

力をあわせて働くよ！

● ビタミンCで吸収率アップ！

ビタミンCは鉄を吸収しやすい形にし、ヘモグロビンをつくるのを助けています。このため、鉄と一緒にビタミンCをとると、効果的です。

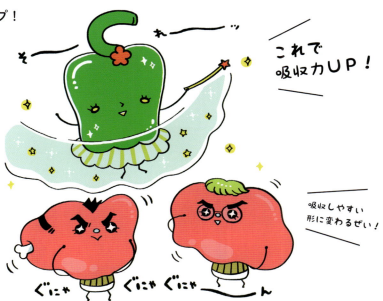

鉄を多く含む食品

レバーや赤身などの肉、貝、海藻に多く、青菜、大豆製品にも含まれます。

食品中の鉄
 ＝0.5mgとして…

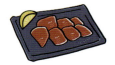
レバー（牛、鶏、豚）
1切(10g)で0.4〜1.3mg

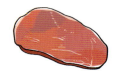
牛肉（ヒレ）
1枚(100g)で約2.4mg

鶏肉（もも）
1枚(100g)で約0.6mg

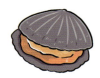
赤貝
10個(50g)で約2.5mg

しじみ
10個(50g)で約4.2mg

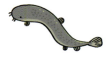
どじょう
1尾(10g)で約0.6mg

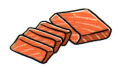
きはだまぐろ
1パック(100g)で約2mg

ひじき
大さじ1(3g)で約0.2mg

岩のり（素干し）
大さじ1(2g)で約1mg

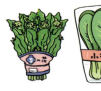
菜の花、小松菜
1/2袋(100g)で約3mg

ほうれんそう
1/2束(100g)で約2mg

がんもどき
大1個(100g)で約3.6mg

食べ方のコツ

女性は月経により鉄が失われるので、より多くの鉄が必要です。また成長期の子どもや、胎児の成長を左右する妊娠期も、多くの鉄が必要です。

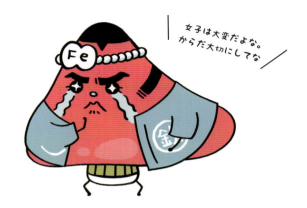

こうして食べるのがおすすめ！

ゆでないで、ビタミンCと一緒に

鉄は水溶性なので、ゆでると煮汁に溶け出てしまいます。みそ汁やスープで汁ごといただくか、蒸すか焼くかがおすすめ。ブロッコリーやじゃがいもなど、ビタミンCのとりやすい食品と合わせるより効率よく吸収されます。

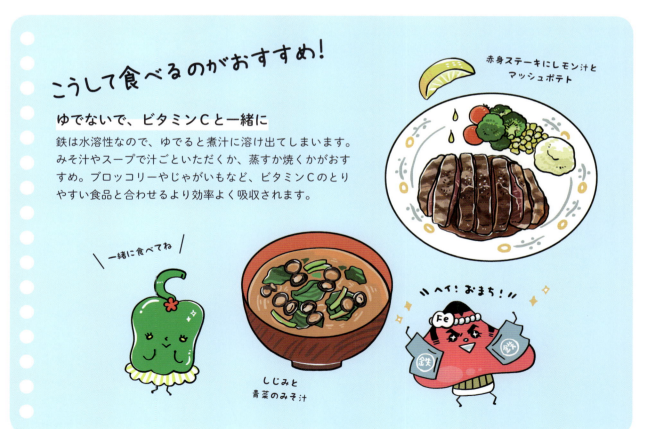

舌でおいしさをキャッチ！
亜鉛

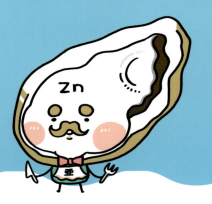

あー、えへん。なかなかのお味ですな

こんな栄養素

からだの中で行われる数多くの代謝に関わり、新しい細胞をつくるときにも大活躍！亜鉛がたりなくなると、とくに舌の表面では味を感じる味蕾（みらい）という細胞が減り、味を感じにくくなってしまいます。

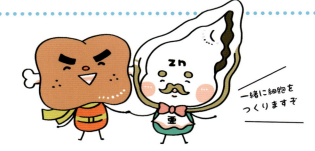

一緒に細胞をつくりますぞ

こんなふうに大活躍！

1 新しい細胞をつくる！
たんぱく質を助け、細胞を新しくつくり変えます。

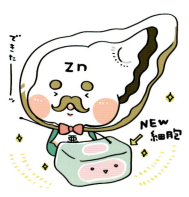

2 皮膚や傷口をきれいにする
傷ついた細胞を修復し皮膚炎やケガを早く治します。

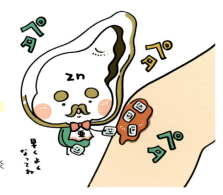

3 不足すると…
味を感じにくくなってしまいます。

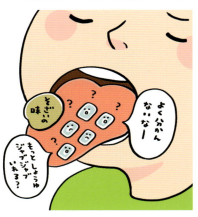

こんなときにも働くよ

不足すると、免疫力も低下する!?

亜鉛は免疫細胞を働かせるときにも関わります。そのため不足すると、免疫力が下がり、かぜや病気にかかりやすくなることも。また亜鉛は、血糖を下げるインスリンというホルモンの合成に必要で、不足すると糖尿病にも大きく関わるといわれます。

どのくらいとればいい？

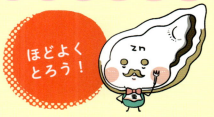

ほどよく とろう！

体内でつくることができないため、食事から摂取する必要があります。積極的にとってほしい栄養素のひとつで、通常の食事ではとりすぎの心配はありません。

力をあわせて働くよ！

●ビタミンAの働きを助ける！

亜鉛は目・鼻・のどの粘膜や皮膚のうるおいを保つビタミンA（P.46）の働きを活発にします。ビタミンAはたんぱく質によって運ばれて各組織で使われますが、このたんぱく質が合成されるには亜鉛が必要不可欠なのです。

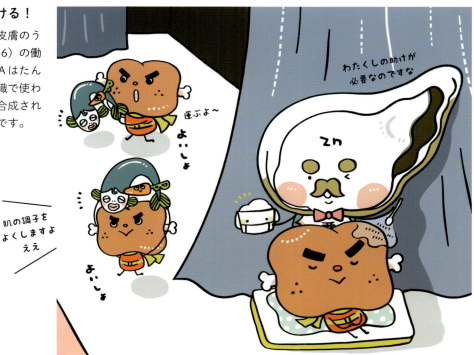

亜鉛多く含む食品

魚介類、肉類、チーズ、納豆などの大豆製品など、たんぱく質を含むものに豊富です。

食品中の亜鉛
💧＝0.5mgとして…

カキ
1個(20g)で約2.8mg
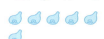

からすみ
1本(40g)で約3.7mg
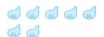

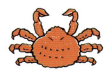
たらばがに
1ポーション(500g)で約16mg
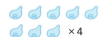 ×4

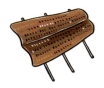
うなぎのかば焼き
半パック(80g)で約2.2mg

ほたて
1個(20g)で約0.5mg

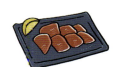
レバー(牛、豚)
1切(10g)で約0.4〜0.7mg

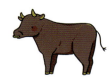
牛肉(肩)
1パック(100g)で約4.5mg
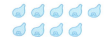

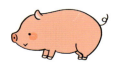
豚肉(肩)
1パック(100g)で約3mg
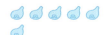

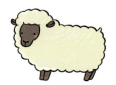
ラム肉(肩)
1パック(100g)で約5mg
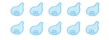

たまご
1個(50g)で約0.6mg

パルメザンチーズ
大さじ1(6g)で約0.4mg

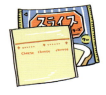
プロセスチーズ
スライス1枚(18g)で約0.6mg

食べ方のコツ

亜鉛は動物性食品に多く含まれるので、植物性食品にかたよらない食事を心がけていれば、充分とれます。外食が多かったり、加工食品にかたよったり、ダイエットで食事量を減らしたりすると、不足しやすくなるので注意して！

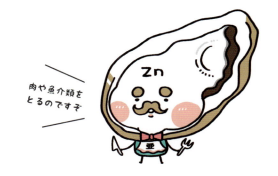

こうして食べるのがおすすめ！

ビタミンAの食品と一緒に！

亜鉛はビタミンAの働きをサポートするので、組み合わせてとるのがおすすめ。とくにレバーやうなぎは亜鉛とビタミンAを両方含むので、うってつけです。肉類や魚介類と緑黄色野菜を一緒にとると効果的です。

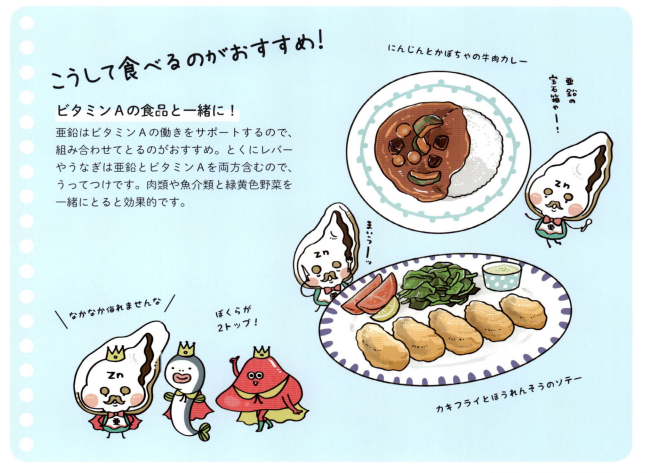

ほかにもあるよ、こんなミネラル

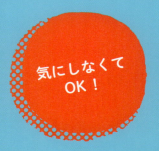
気にしなくてOK！

ごく微量ながら、からだの機能を調節するために役立っているミネラル。ふだんの食事では不足することがないのでそこまで気にしなくていいですが、じつはこんな仲間たちも働いています。

マグネシウム

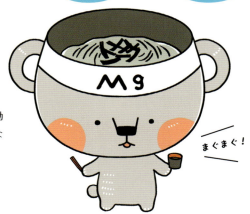
まぐまぐ！

カルシウムやリンとともに骨や歯をつくっています。筋肉の動きをスムーズにし、体内の酵素の働きを支える役割も。そばなどの穀類や大豆製品、海藻や魚介類に多く含まれます。

銅

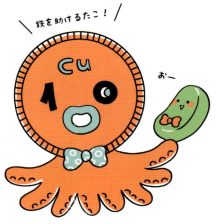
鉄を助けるたこ！
おー

鉄がヘモグロビンをつくるのを助け、貧血を予防します。老化やがんなど生活習慣病の原因になる「活性酸素」を分解する酵素にもなります。ホタルイカやタコ、カキなどの魚介類、そら豆やナッツなどに多く含まれます。

マンガン

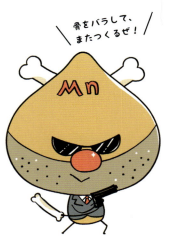
骨をバラして、またつくるぜ！

骨をつくったり分解したりする「骨代謝」をすすめる成分に。肝臓で糖質や脂質をエネルギーに変えるときの反応にも関わります。モロヘイヤや栗、豆、穀類など植物性食品に多く含まれます。

ヨウ素

新陳代謝や子どもの発育に関わる「甲状腺ホルモン」をつくる材料になります。海産物全般に含まれ、魚、ひじきやわかめなどの海藻、貝などを食べていれば不足はしません。

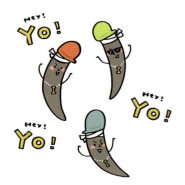

セレン

抗酸化作用のある酵素の成分となり、体内の酸化を防いで老化や動脈硬化の予防に役立ちます。かに、まぐろ、かつおなどの魚介類やレバーなどに多く含まれます。

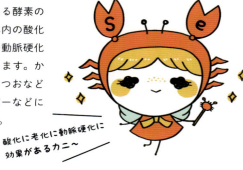

酸化に老化に動脈硬化に効果があるカニ〜

クロム

ブドウ糖を取り込ませるホルモン「インスリン」の働きを助けます。穀類、肉類、魚類、海藻類などさまざまな食品に少しずつ含まれるので、食事で不足することはありません。

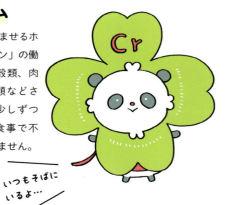

いつもそばにいるよ…

モリブデン

酵素を助ける成分として、幅広く働いています。穀類や野菜など多くの食品に含まれ、とくに納豆、きな粉などの大豆製品に豊富に含まれます。

きなこ、もりもりで〜

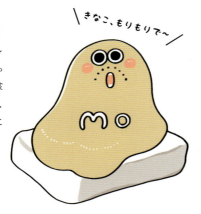

からだに悪いミネラルもある？

ミネラルのなかには鉛やヒ素など毒性をもつものもあります。ただし微量ではほとんど問題にならないのでご安心を。かたよりのない食事で、有害物質をきちんと排出できるからだをつくるほうが大切です。

これは注意！
メチル水銀

妊婦さんは注意！

水俣病の原因で、神経毒があります。ふつうは食事での問題はありませんが、胎児は影響を受けやすいので、妊婦はマグロなど大型の魚介類の食べすぎを控えて。

知られざる効果をもつ注目の「機能性成分」

ほどよくとろう

食品には多くの物質が含まれていますが、これまで紹介した栄養素以外に健康なからだづくりに役立つ機能をもつとされる成分が「機能性成分」です。効果が期待されているのはこちら！

【カロテノイド】

植物性食品だけでなく、動物性食品にも含まれる色素成分。抗酸化作用があり、油と一緒にとると吸収率が高まります。

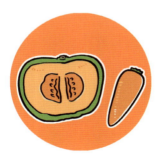

α-カロテン、β-カロテン

かぼちゃ、にんじんなどに含まれる黄色やオレンジの色素成分です。体内でビタミンAとして働きます。

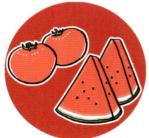

リコペン

トマトやスイカに含まれる赤色の色素成分で、強い抗酸化作用があります。ドイツ語読みではリコピンともよばれます。

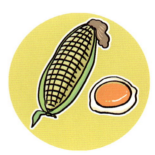

ルテイン

とうもろこしや卵黄などに含まれる黄色い色素成分。高齢になるとかかりやすい目の病気の予防に役立ちます。

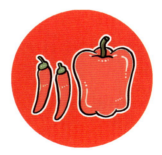

カプサンチン

赤ピーマンや赤とうがらしに多い赤色の色素成分で、ガンや老化などの予防に有効とされています。

【ポリフェノール】

植物の葉、茎、樹皮、果皮などに含まれる苦みや渋み、色の成分です。数千といわれるほどたくさんの種類があり、抗酸化作用をはじめ、さまざまな効果をもつ物質として研究が進められています。

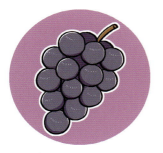

アントシアニン

ぶどうやなすの皮、ブルーベリーなどに含まれる青紫色の色素成分で、目の疲労を回復する働きが期待されています。

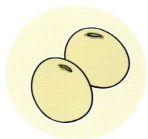

イソフラボン

大豆や豆腐などに含まれ、女性ホルモンのエストロゲンに似た作用があり、更年期障害の予防に有効とされています。

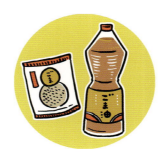

ゴマリグナン

ごまの脂質に含まれる成分で、強い抗酸化作用があり、血中コレステロールを低下させる働きがあります。セサミンやセサミノールが代表的。

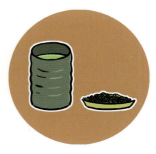

カテキン

緑茶や紅茶などに含まれる渋みの成分。体脂肪やコレステロールが気になる人に適しているとされています。

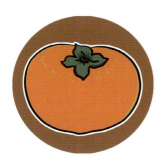

タンニン

柿や茶、ワインなどに含まれる渋みの成分。抗酸化作用や抗菌・消臭作用があり、毛穴を引きしめる効果もあるとされています。

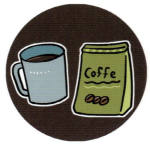

クロロゲン酸

コーヒー豆やごぼうなどに含まれる苦味の成分で、タンニンの一種。抗酸化作用があります。また血圧が高めの人に適しているとされています。

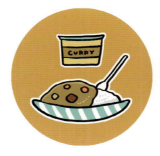

クルクミン

カレー粉の主要スパイス、ターメリック（ウコン）に含まれる黄色の色素。肝機能を改善するといわれています。

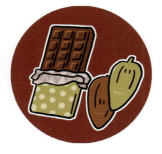

カカオマスポリフェノール

チョコレートの原料であるカカオマスに含まれる成分で、ストレスを抑え、疲労回復に役立つとされています。

【香り・味覚の成分】

食品のもつ独特の香りや辛み・酸味の成分にも、抗菌作用や抗ガン作用、抗酸化作用など、からだによいさまざまな機能があることがわかってきています。

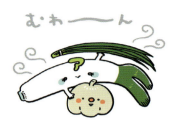

アリシン
にんにくやねぎなど含まれる独特の香り成分。抗菌作用をもち、抗ガン作用も期待されています。

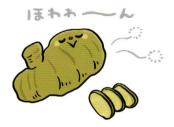

ショウガオール
しょうがの辛味成分で、強い抗菌作用があります。胃液の分泌を促し、食欲を増進させる効果があります。

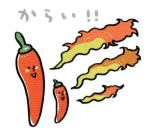

カプサイシン
とうがらしに含まれる辛味成分です。エネルギーの代謝を促すことから、肥満予防に効果があるといわれています。

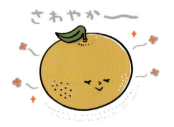

リモネン
オレンジやレモンなどのかんきつ類の皮に含まれる香り成分。抗ガン作用が期待されています。

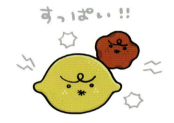

クエン酸
レモンなどのかんきつ類や梅干しに含まれる酸味の成分。疲労回復や血流改善効果があるとされています。

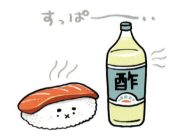

酢酸
すっぱい成分。酢や清涼飲料水に含まれ、体脂肪を減らす働きがあるといわれます。

気をつけたい食品成分

とりすぎ注意！

通常の量では問題ありませんが、極端にとりすぎることにより、からだに影響を与える成分もあります。これらを含む食品とその成分を覚えておきましょう。

シュウ酸
ほうれんそうを大量に食べ続けると、不溶性のシュウ酸カルシウムが結石の原因になることがあります。

カフェイン
コーヒー豆や、紅茶や緑茶の茶葉に含まれている苦み成分。とりすぎると、頭痛、胃痛、神経質、不眠などを起こす可能性があります。

見逃せないパワーをもつ 細菌類

いたるところに何万種も存在する細菌のなかには、酵素をつくるなど、からだによい働きをするものも多くいます。菌の特徴は熱に弱いこと。ただし死んだ菌は腸内でほかの菌のエサとして使われます。発酵食品から積極的にとりいれましょう。

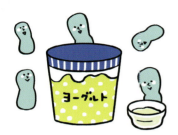

乳酸菌
乳製品や発酵食品に含まれ、糖を分解して乳酸をつくる細菌の総称です。ヨーグルトに含まれるブルガリア菌やラブレ菌が有名。腸内で善玉菌を増やし、少ないとアレルギーの原因にもなります。

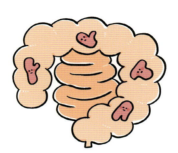

ビフィズス菌
乳酸と酢酸をつくる菌。腸内につねにいて、腸の働きをよくする作用があります。酸素があると生きられません。おもにオリゴ糖をエサにして増えます。

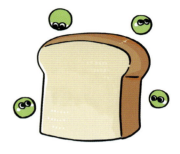

酵母菌
別名イースト菌。ビタミンや酵素を多く含み、アルコールやパンなどを発酵させるのに使われます。食品からとるのは難しいです。

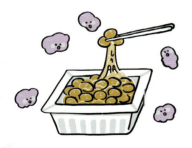

納豆菌
納豆に含まれる菌で、発酵によりナットウキナーゼという酵素をつくります。血栓を溶かす効果があります。

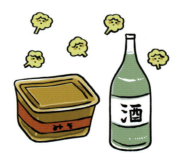

麹菌
酒、みそ、酢、漬物、しょうゆ、塩麹などに含まれます。酵素を多く含むので、糖質とたんぱく質の消化をよくします。善玉菌を増やし、ビタミンをつくるのにも役立ちます。

カビ菌にはご用心！
細菌の一種であるカビ。食品、調味料、医薬品などに利用されるカビもいますが、有毒なカビも多くいます。カビ菌が増えるには水分と酸素と温度が必要なので、食品の冷蔵保存では空気を抜いて密封して。新鮮でない食品はしっかり加熱し、カビ毒を防ぎましょう。

Column

「腸内フローラ」が健康を左右する!

　ヒトの腸内には、たくさんの腸内細菌が生息しています。腸内で発酵を起こし、腸内環境をよくする善玉菌。腸内で腐敗を起こし、腸内環境を悪くする悪玉菌。そして、勢力の強いほうになびく日和見菌。これらの菌が生息する様子が、たくさんの植物が群生する花畑のように見えることから、「腸内フローラ」とよばれています。フローラとは、植物のグループといった意味の言葉です。

　腸内フローラのバランスは食生活や年齢、ストレスによって変動します。そしてつねに悪玉菌が多い状態だと、毒素や発ガン性物質がたまって病気になったり、老化が進んだりしてしまいます。

　これを防ぐには善玉菌を増やして、腸内フローラを善玉菌2割、悪玉菌1割、日和見菌7割くらいに整えておくのがよいとされます。腸内フローラのバランスをよくすることは、あらゆる病気からからだを守ることにつながるんです。

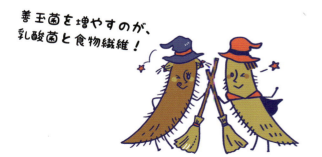

善玉菌を増やすのが、乳酸菌と食物繊維!

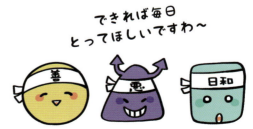

できれば毎日とってほしいですわ〜

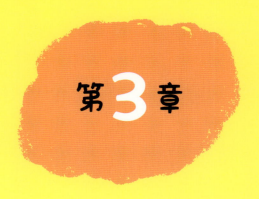

第3章

世界一さら〜っとわかる
からだにいい食べ方

バランスのよい食事って、何だろう？

「バランスのよい食事が大切」ってよく聞くけど……

正直みんな、聞き飽きてるよね

細かい計算とかするのもいやだよね〜

そんなことしなくてもバランスよく食べられる方法があるわよ！
4つのお皿をそろえれば、だれでも簡単にバランスがとれちゃう！

みんなにも教えるよ〜！

バランス＝ちょこちょこ、いろいろ！

人のからだは、複数の栄養素が協力しながらつくっています。でも、同じ食品ばかり食べていると、量はとれても栄養素の種類がたりずに、栄養バランスが乱れてしまうことに…。これを避けるには、少しずつでいいので、なるべくたくさんの種類の食品から栄養をとるのが大切です。つまり、バランスのよい食事とは、「ちょこちょこ、いろいろ食べること」なんです。

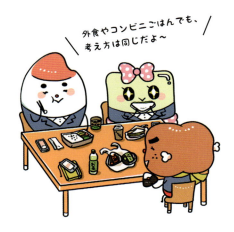
外食やコンビニごはんでも、考え方は同じだよ〜

4つのお皿で、食品をとりいれよう！

バランスのいい食事といっても、難しく考えなくて大丈夫。
主食と主菜、そして2つの副菜。1回の食事でこの4品をそろえればOKです！

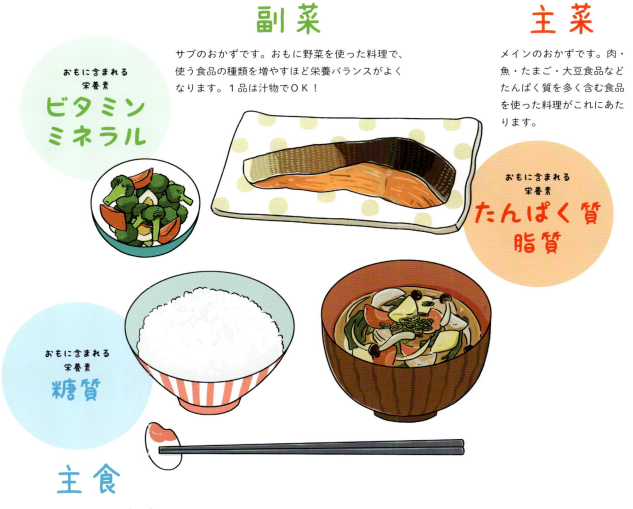

副菜
サブのおかずです。おもに野菜を使った料理で、使う食品の種類を増やすほど栄養バランスがよくなります。1品は汁物でOK！

おもに含まれる栄養素
ビタミン ミネラル

主菜
メインのおかずです。肉・魚・たまご・大豆食品などたんぱく質を多く含む食品を使った料理がこれにあたります。

おもに含まれる栄養素
たんぱく質 脂質

おもに含まれる栄養素
糖質

主食
ごはんやパンなど糖質を多く含むもの。からだを動かすエネルギー源として重要であり、献立の中心的存在です。

第3章　からだにいい食べ方

主食になる食品

主食の中心は穀類です。それぞれの食品の特徴を見てみましょう。
1日に食べる量は、活動量の少ない女性なら、食パン1枚、うどん1玉、ごはん茶碗2杯くらいが目安です。

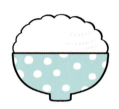

米

おもな成分は糖質です。たんぱく質も多く含みますが、からだづくりで活躍する「良質たんぱく質」ではありません。胚芽米や玄米は、ビタミンやミネラル、食物繊維もとれます。

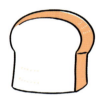

パン

主食になるのは食パンやフランスパンなどのプレーンなパンです。菓子パンでは主食にならないので注意！

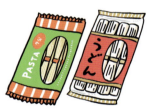

うどん・中華めん・パスタ

小麦粉と水を練った生地でつくられるこれらのめん類は、糖質だけでなくたんぱく質も多少含みます。

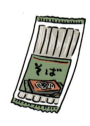

そば

そばの原料となるそば粉は、ビタミンやミネラルがたっぷり。低エネルギーで食物繊維も豊富です。

魅惑のハイブリッド型にご用心！

スパゲティやお好み焼き、うどん、カレー、どんぶり。これらは主食とおかずを兼ねている、ハイブリッド型の料理です。さらにパン・ごはん・めんなどの主食を加えると、糖質のとりすぎになってしまいます。加えるなら副菜を！

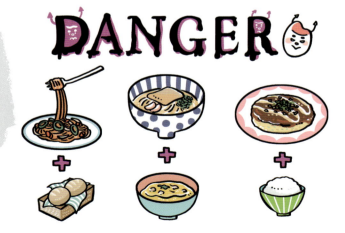

主菜になる食品

献立のメインになるおかずには、良質なたんぱく質を含む肉、魚、豆、たまごを！
1日に食べる目安は、魚料理か肉料理を2皿、豆腐を半丁、たまご1個ほどを、少なくともとりましょう。

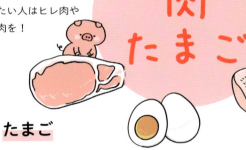

豚肉
ほかの肉に比べてビタミン B_1 と B_2 を多く含むのが特徴。脂質を減らしたい人はヒレ肉やモモ肉を！

牛肉
良質なたんぱく質が多いのはヒレ肉、脂質が多いのはバラ肉です。赤身は鉄が豊富です。

鶏肉
脂肪が皮下についているので、もも肉や胸肉は皮やその近くにある脂肪を除けば、エネルギーや脂質を減らせます。

たまご
必須アミノ酸をバランスよく含む良質なたんぱく質。ビタミンC以外のビタミン、ミネラルを全て含みます。

魚
マグロなどの赤身魚は良質なたんぱく質や鉄が多く、タラなどの白身魚は高たんぱく低脂肪。アジなどの青魚はIPAやDHAなど生活習慣病に予防効果のある脂肪酸を含んでいます。

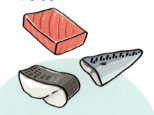

エビ・カニ・タコ・イカ
良質なたんぱく質が多く、脂質は少なめ。血中コレステロール値の上昇を抑えるタウリンも豊富です。

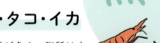

貝
しじみやあさりは鉄、ビタミン B_{12}、タウリンが豊富。かきは低脂肪で、ミネラルやビタミンも豊富です。

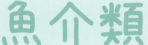

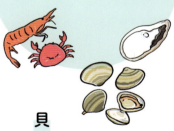

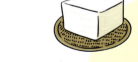

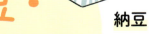

大豆製品・豆腐
大豆は「畑の肉」といわれるほど良質なたんぱく質食品。大豆を原料とした豆腐や豆乳は、消化吸収にすぐれています。

納豆
大豆を発酵させた納豆は、良質なたんぱく質が多く、ビタミンB群、ビタミンK、鉄、食物繊維も豊富です。

副菜になる食品

ビタミンやミネラル、食物繊維を多く含む野菜やいも類をうまく使いましょう。いもは1日1個、野菜は1日合計350g以上を目指して！

緑黄色野菜

本来は「可食部100gあたりのカロテン含有量600μg以上の野菜」をいいます。トマトやピーマンは600μg以下ですが食べる量や回数が多いので緑黄色野菜に含まれます。

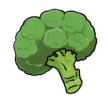

ブロッコリー
β-カロテン、ビタミンB_1、B_2、C、葉酸、鉄などを豊富に含み、抗酸化作用にも優れています。

グリーンアスパラガス
アミノ酸の一種・アスパラギン酸が疲労回復や体力アップに役立ちます。ビタミンKも多く含みます。

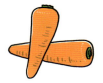

にんじん
β-カロテン、リコペンの宝庫。皮のすぐ下にβ-カロテンが多いので、皮は薄くむいて食べるのがおすすめです。

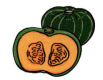

かぼちゃ
β-カロテンの補給源として緑黄色野菜の収穫が少ない冬に重宝します。抗酸化作用の高いビタミンEも豊富です。

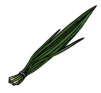

にら
特有の香り成分・アリシンは、豚肉に豊富なビタミンB_1の吸収を助けるので、合わせて調理すると効果的。

春菊・小松菜・ほうれんそう
青菜類はビタミン、ミネラル、食物繊維が豊富！春菊はβ-カロテン、小松菜はカルシウム、ほうれんそうは鉄を多く含みます。

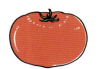

トマト
β-カロテン、ビタミンC、Eの三大抗酸化ビタミンが老化を予防。赤い色素のリコペンが強い抗酸化作用を発揮します。

ピーマン
レモン1個分のビタミンCを含みます。加熱しても損失しにくく、油で炒めればβ-カロテンの吸収率もアップ。

その他の緑黄色野菜
さやいんげん、豆苗、さやえんどう、チンゲン菜、せり、大根やカブの葉、かいわれ大根、みつば、しそ、こねぎ、オクラ、モロヘイヤ、あしたば、など

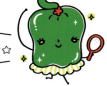

緑黄色野菜は1日120g以上食べるといいよ☆

淡色野菜

緑黄色野菜以外の野菜です。食物繊維や、カリウムといったミネラルなど、緑黄色野菜には含まれていない栄養素を摂取できます。

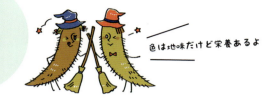

色は地味だけど栄養あるよ

大根

消化酵素のアミラーゼを含みます。皮の周辺にはビタミンCが豊富。栄養素をとるなら大根おろしがおすすめ。

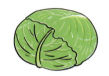

キャベツ

外側の葉や葉脈にビタミンCが多く含まれます。ビタミンKやカルシウムも多めです。

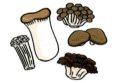

きのこ

低エネルギーで食物繊維が豊富。ダイエットや便秘解消が期待できます。

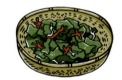

海藻

ミネラルやビタミン、食物繊維が豊富で、低エネルギー。基礎代謝に関わるヨウ素も含みます。

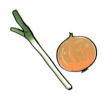

たまねぎ・ねぎ

ねぎ類に共通して含まれるアリシンは、免疫力を高めてからだを守り、ビタミンB_1の吸収をアップさせます。

もやし

大豆や緑豆、ブラックマッペなどを発芽させたもやしは、低エネルギーでビタミンB_2や食物繊維が豊富です。

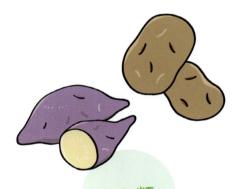

いも類

でんぷんや食物繊維、ビタミンCを含み、エネルギーになったり、からだの調子を整えたりします。いも類のビタミンCはでんぷんに守られているので水に溶けず、調理で失われることが少ないので、効率よく摂取できます。

その他の淡色野菜

かぶ、なす、ごぼう、白菜、きゅうり、カリフラワー、セロリなど

この食品をプラスしよう！

バランスのよい食事の基本は、主食、主菜、2つの副菜の4品ですが、
これにプラスして加えたいのが「くだもの」と「牛乳・乳製品」。
ビタミンとミネラルを補って、栄養バランスをパーフェクトにできます。
食事に加えてもいいし、デザートや間食など1日のなかで好きなタイミングで食べてもOKです。

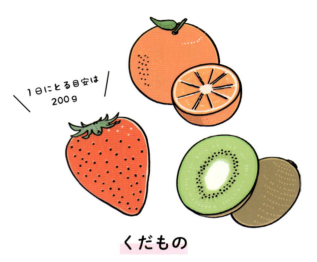

1日にとる目安は 200g

くだもの

生のまま食べられるので手軽にビタミンCやカリウム、食物繊維、ポリフェノールなどを効率よくとれます。

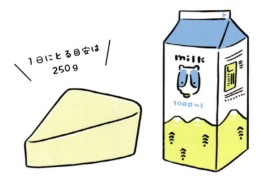

1日にとる目安は 250g

牛乳・乳製品

カルシウムの補給源として欠かせない食品。とくに牛乳は1日コップ1杯で効率よく吸収できます。良質なたんぱく質も豊富です。

食べる量は、体重を見ながら調整を！

ダイエットを意識して食べる量を気にする人もいるかもしれません。そんな人は体重を定期的に測り、その変化で食事量を決めましょう。食事量が消費エネルギーより多ければ太り、少なければやせます。「1kg増えたからちょっと食べる量を控えよう」といったゆるさでも充分です。

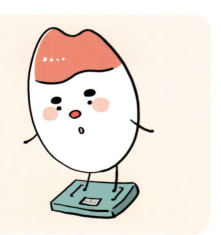

気をつけたい**調味料**のとり方

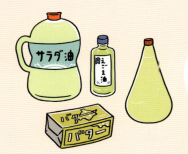

油脂

1日にとる目安は
30g（大さじ2）

サラダ油やバター、マヨネーズやドレッシングなど油脂は、腹持ちをよくする、少量で高エネルギーを得られる、脂溶性ビタミンの吸収をよくするなどメリットがありますが、ついつい使いすぎる傾向も。このため計量スプーンを使うのは、とってもおすすめです。

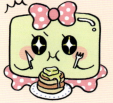

ドバドバかけると、き・け・ん！

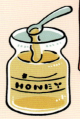

砂糖類

1日にとる目安は
10g（小さじ1）

砂糖やみりんなどの調味料や、ジャムやはちみつ、お菓子など、あらゆる甘くおいしいものに使われています。気づかずにとりがちなのは、お酒やコーヒー、炭酸や清涼飲料水といった飲み物です。人工甘味料が多く含まれることもあります。

野菜ジュースも
飲みすぎは
気をつけて〜！

気にすべきは、「カロリー」よりもBMI

2015年から食事摂取基準が変わり、エネルギー摂取量が多いか少ないか判断するときは「摂取エネルギー」でなく「BMI」という体重変化を示す値が使われるようになりました。右の表の適正なBMIの範囲にいれば、エネルギーの収支バランスはOK！ 食品が何キロカロリーなのかは、細かく気にする必要ありません。

BMI＝体重（kg）÷身長（m）÷身長（m）

＼計算してみよう！／

【目標BMI】

年齢	BMI
18〜49歳	18.5〜24.9
50〜69歳	20〜24.9
70歳以上	21.5〜24.9

不調に効く、健康をつくる食事って？

 さて、バランスのよい食べ方について、なんとなくわかったかな？

 ここからは、からだの調子がよくないときや元気がからだをつくるためにおすすめの食べ方を紹介していくよ！

 栄養について気になるのって、やっぱり弱ってるときよね…

 クスリに頼る前に、おいしいごはんで元気を手に入れてね〜！

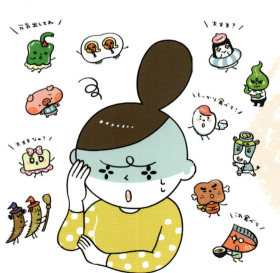

次のページからは、不調に効く、健康食材・食品とおすすめの食べ合わせをご紹介します。食べ合わせを考えた効果的な食事で、からだの回復度は断然変わってきます。気になる症状別に、献立アイデアも紹介していますので、自分や家族の健康のために参考にしてみてくださいね。

CASE.1 疲れやだるさに

忙しい毎日で、疲れやだるさをいつも抱えていませんか？もしかしたら食事のバランスがくずれているのかもしれません。とくに朝食の量がたりていない人は多いので、ここで要チェック！

＼効果的なのは…／

炭水化物　良質たんぱく質

 ＋
ビタミンB₁　アリシン

からだでは何が起こってる？

疲れやだるさのおもな理由は、からだや頭を動かすのに必要なエネルギーやビタミン類が不足しているためです。また、たんぱく質がたりていないと運動に必要な筋肉をつくれず、疲れやすくなります。

対策　エネルギー源に加えビタミンB₁＋アリシンを！

バランスのよい食事を意識し、糖質とたんぱく質は必要量をとりましょう。糖質をエネルギーに変えるときに不可欠なビタミンB₁と、ビタミンB₁の吸収を高めるアリシンもあわせてとると、疲労回復効果がアップします。

おすすめごはんはこちら！

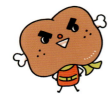
チーズもいいよ〜

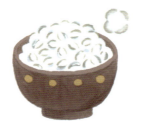

主食をしっかり！
エネルギー源となる糖質をとるのがいちばんです。ごはん、パン、めん類などの主食は朝と昼に多めにとって。

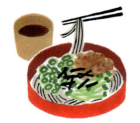

薬味そば
そばには、糖質やたんぱく質、ビタミンB₁が含まれています。ねぎなどの薬味をプラスすれば、さらに効果的！

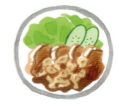

豚ヒレ肉のガーリックソテー
豚ヒレ肉は良質なたんぱく質とビタミンB₁が豊富。アリシンが豊富なにんにくと一緒に焼くと、吸収率がアップします。

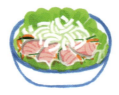

ブリのお刺身サラダ
ビタミンB₁が豊富なブリは、刺身なら調理で栄養素が減ることもなし！　アリシンを含む玉ねぎをプラスして。

CASE. 2 かぜに効く・免疫力UP

疲れがたまっていたり、睡眠不足が続いたりすると、ウイルスに感染してかぜにかかりやすくなります。免疫力とは、ウイルスをはねかえす力です。おいしい食事で高めておきましょう！

\効果的なのは…/

良質たんぱく質　ビタミンC

ビタミンA（β-カロテン）

からだでは何が起こってる？

ウイルスとたたかってくれるのは、血液中の白血球などの免疫細胞です。この働きが弱まると、ウイルスを追い出すために、くしゃみや鼻水、熱といったかぜの症状が出てしまいます。

対策　良質たんぱく質とビタミンA&Cをとろう！

免疫細胞のもととなるたんぱく質、のどや鼻の粘膜を保護するビタミンAも、かぜの予防に役立ちます。またビタミンCは白血球に多く含まれ、白血球の働きを活発にします。

おすすめごはんはこちら！

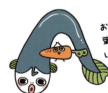
おかゆやうどんに葉野菜をたすのもいいですよ、ええ

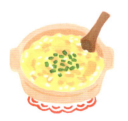

たまごぞうすい

温かくて消化のいいぞうすいでエネルギーを補給。たまごを加え、良質たんぱく質をしっかりとりましょう。

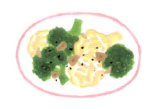

ブロッコリーとカリフラワーのホットサラダ

β-カロテンが豊富なブロッコリーとビタミンCが豊富なカリフラワーを、温野菜のサラダに。

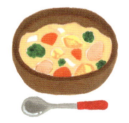

チキンクリームシチュー

鶏肉、じゃがいも、にんじんを入れて、良質たんぱく質、β-カロテン、ビタミンCを効率よく摂取！

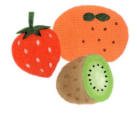

いちご、キウイフルーツ、みかん

ビタミンCが豊富なくだものは積極的にとりましょう。水分の補給にもなります。

CASE. 3 スタミナ不足・夏バテに

からだがしんどい、集中できない…。スタミナが切れると出てくるこれらの症状は、エネルギーとなる栄養素の不足が原因かも。夏はとくに起こりやすくなるので注意！

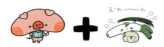

効果的なのは…

ビタミンB_1 ＋ アリシン

ビタミンC

からだでは何が起こってる？

夏場、食欲がなくて冷たいめん類ばかり食べていると、糖質の割合が多くなります。その際、ビタミンB_1がとれていないと、糖質をエネルギーに変えることができず、夏バテを起こしてしまいます。

対策 → ビタミンB_1不足に注意しよう！

食欲がなくても、のどごしのよい食事だけにかたよらないように。ビタミンB_1とアリシンを含む食品に加え、暑さなどのストレスで消耗されやすいビタミンCもとりましょう。

おすすめごはんはこちら！

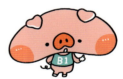

夏こそ、豚肉！

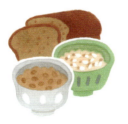

玄米、胚芽米、全粒粉パン

主食をしっかりとってエネルギー源を補給して。玄米などはビタミンB_1が多く、糖質の燃焼が高まります。

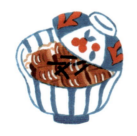

うなぎのかば焼き丼

魚類のなかでも、うなぎのビタミンB_1は断トツ。たんぱく質、ビタミンA、B群、D、Eなども豊富です。

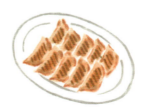

焼き餃子

豚ひき肉、にら、ねぎなどを包んだ焼き餃子は、ビタミンB_1とアリシンの効果でエネルギー補充が期待できます。

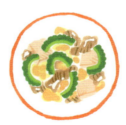

ゴーヤーチャンプルー

ビタミンB_1が豊富な豚肉、ビタミンCが豊富なゴーヤーの組み合わせは夏バテ予防にぴったり。

CASE. 4 内臓脂肪に

からだにつく脂肪には、皮下に蓄積する皮下脂肪と、内臓の周りに蓄積する内臓脂肪があります。どちらも増えれば肥満になりますが、内臓脂肪がたまる内蔵脂肪型肥満は、生活習慣病を招いてしまうので、より注意が必要です。

\効果的なのは…/

糖質や脂質の調整

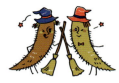
食物繊維

からだでは何が起こってる？

肥満は、活動量よりも食事量が上回ってしまった結果、余ったエネルギーが脂肪として蓄積されることでなります。脂質や糖質など、エネルギー源となる栄養素のとりすぎが原因としてあげられます。

対策　エネルギー源を減らし、食物繊維をたっぷりと！

脂質や糖質のとりすぎを控え、食物繊維を一緒にとりましょう。腸からの栄養素の吸収が遅れ、脂肪の合成を防げます。また、食べるときにたくさん噛むので、満腹の指令が出やすくなり食べる量が減ります。

おすすめごはんはこちら！

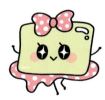
マヨネーズは使いすぎ注意ね！

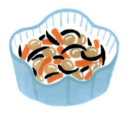

ひじきと大豆の煮物

海藻と豆類には食物繊維がたっぷり！ にんじんや油揚げを一緒に入れるのもおすすめです。

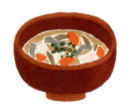

けんちん汁

豆腐、ごぼうなどの根菜類、こんにゃくなどの食材をたっぷり入れて、良質たんぱく質と食物繊維がとれます。

きのこ料理

きのこを使った料理は、低エネルギーで食物繊維が多いので、体重のコントロールをしたい人におすすめです。

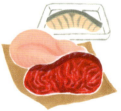

肉や魚は低脂肪の部位をチョイス

牛肉や豚肉はヒレ肉、鶏肉は胸肉、魚は白身魚がおすすめ。高たんぱく、低脂肪なのでダイエットに最適です。

CASE. 5 便秘対策

4日以上便が出なければ、それは便秘。腸の動きが悪いことで起こる「弛緩性便秘」や、便意の低下による「直腸性便秘」は、運動不足、水分不足、少ない食事量、朝食を抜くなどにより腸のリズムが乱れることで起こります。

＼効果的なのは…／

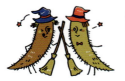
食物繊維

乳酸菌 など

からだでは何が起こってる？

腸のリズムが乱れるほかにも、冷たい飲料、脂質、過度な香辛料、糖分の多い食品や果物、ガスを発生させる食品、濃い味付けの食事などのとりすぎも、おもな便秘の要因です。

> ストレスなどが原因で起こる「けいれん性便秘」もあります。若年者や中年女性に多く、対策は弛緩性や直腸性の便秘と異なります。食物繊維は便量を保つために制限はしませんが、水溶性食物繊維をとります。刺激性食品は避けます。

対策 → 食物繊維と水分 乳酸菌をとろう！

1日三度の食事で、食物繊維の多い食品や水分をしっかりとりましょう。朝1杯の水を飲んでから朝食をとると、腸が刺激されて便を出しやすくなります。また、乳酸菌の摂取は、腸内環境を整えます。

おすすめごはんはこちら！

ダイエットのしすぎも便秘になるんやで

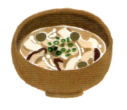

きのこ汁
きのこ類は不溶性食物繊維が豊富です。いろいろな種類を組み合わせれば、うまみたっぷりの汁ものに。

海藻サラダ
わかめやひじきなど、食物繊維を多く含む海藻類を使ったサラダはおすすめです。

バナナヨーグルト
食物繊維が豊富なバナナと乳酸菌を含むヨーグルトの組み合わせは、朝食にぴったり。

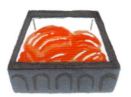

キムチ
キムチは、酸味が増したものほど乳酸菌が豊富。日本製のキムチには乳酸菌が含まれていないものもあります。

CASE.6 むくみに効く

顔がはれぼったくなったり、手足がパンパンになったりするむくみ。からだの余分な水分の回収がうまくいかず、たまってしまった状態をいいます。

\効果的なのは…/

カリウム

ナトリウム の制限

からだでは何が起こってる？

塩分のとりすぎによるむくみの場合、血液中のナトリウム濃度が高くなると、血液中の水分がしみ出します。その水分が細胞と細胞のあいだこたまってむくみになります。

対策 ナトリウムを減らして、カリウムをとろう！

うす味を心がけ、ナトリウムを尿中に排出してくれるカリウムは積極的にとりましょう。

> ただし、腎臓が悪く、血圧の高い方には、カリウムの積極的摂取は禁物です。

おすすめごはんはこちら！

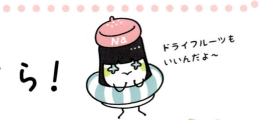
ドライフルーツもいいんだよ～

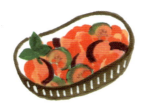

ラタトゥイユ
トマト、パプリカ、なすなどの野菜を炒めて煮込む料理。野菜でカリウムがとれ、トマトの旨味で、減塩に！

さつまいもとりんごの重ね煮
カリウムは、野菜やくだものだけでなく、いも類にも豊富。さつまいもとりんごで充分なカリウムがとれます。

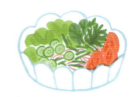

手軽にできる生野菜のサラダ
カリウムは加熱すると失われやすいので、生で食べられる野菜はそのままサラダで食べるのがおすすめ。

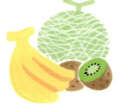

バナナ、メロン、キウイフルーツ
調理せずにそのままおいしく食べられるくだものは、カリウムの摂取におすすめです。

CASE. 7 丈夫な骨をつくる

骨はおもにカルシウム、マグネシウム、リン、たんぱく質でできています。丈夫な骨をつくるため、それらの成分を骨にしっかりと定着させましょう！ 骨がスカスカになる骨粗しょう症も、食事から防げます。

効果的なのは…

カルシウム　ビタミンD

ビタミンK

からだでは何が起こってる？

食べ物からとるカルシウムがたりないと、骨からカルシウムが溶け出し、筋肉や神経のために使われます。不足した状態が続くと、どんどん溶け出していくため、骨がスカスカになってしまいます。

対策 → 骨の材料と骨づくりを助けるビタミンをとろう！

日頃から骨のメイン成分となるカルシウムをしっかりとりましょう。腸からのカルシウムの吸収を助けるビタミンDや、カルシウムの骨への沈着を助けるビタミンKもぜひ忘れずに！

おすすめごはんはこちら！

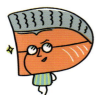
魚も食べてくれよな…

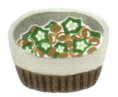

オクラ納豆
納豆はカルシウム、ビタミンKが豊富。大豆イソフラボンの摂取も、骨粗しょう症予防になります。

豆苗としらす干しの和えもの
カルシウムとビタミンDが豊富なしらす干しと、ビタミンKを多く含む豆苗は、最強の組み合わせ。

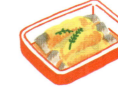

さんまのチーズ焼き
チーズのカルシウムとさんまのビタミンDをあわせてとり、しっかりした骨に！

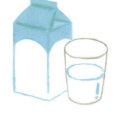

牛乳は1日にコップ1杯
牛乳はカルシウムの吸収率が非常に高いので、1日1杯は飲みましょう。

CASE. 8 抜け毛を防ぐ

「最近よく髪の毛が抜ける…」。それってもしかして、ストレスのせいかも？ 加齢だけでなく、不規則な生活、睡眠不足、喫煙や飲酒なども、抜け毛に影響する場合があるんです。

\効果的なのは…/

 良質たんぱく質   ビタミンA（β-カロテン）

  ビタミンB群

からだでは何が起こってる？

ストレスや過労、不規則な生活などが続き、自律神経のバランスが崩れると、全身が血行不良になります。すると、髪に必要な栄養が頭皮まで行き届かなくなり、髪が抜けやすくなってしまいます。

対策 良質たんぱく質とビタミンB群をとろう！

髪をつくる材料となるたんぱく質はしっかりとりましょう。さらに、うるおいを保つビタミンA、たんぱく質の合成を促すビタミンB₂やビタミンB₁₂などのビタミンB群をとるのも効果的です。

おすすめごはんはこちら！

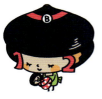

脂質のとりすぎも毛穴が詰まりますよ

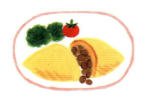

納豆オムレツ
たまごと納豆は、髪の主成分となるたんぱく質をはじめ、ビタミンB群も豊富に含みます。

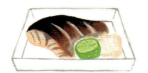

さばの塩焼き
さばは良質なたんぱく質食品で、ビタミンB₂やビタミンB₁₂が豊富。多価不飽和脂肪酸で、血行も促進できます。

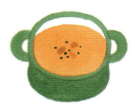

かぼちゃのスープ
かぼちゃはβ-カロテンが豊富。スープにすると、かぼちゃの栄養をまるごといただけます。

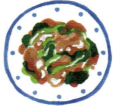

豚肉とチンゲンサイの炒め物
良質たんぱく質を含む豚肉と、β-カロテンを多く含むチンゲンサイの組み合わせで、髪に必要な栄養をとって。

CASE.9 疲れ目に効く

パソコンやスマホなどで目を酷使していると、目の乾燥やかすみ、充血といった疲れ目の症状に悩むことに。目の疲れは、頭痛や肩こり、だるさ、イライラを引き起こす場合もあります。

\効果的なのは…/

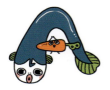
ビタミンA
（β-カロテン）

アントシアニン

からだでは何が起こってる？

パソコンを長く見ていると、まばたきの回数が減り、目の表面をおおっている水分が減って乾燥します。この状態が続くと、目を保護している角膜が傷つくなど、目の健康を保てなくなります。

対策 → ビタミンAとアントシアニンをとろう！

ビタミンAやβ-カロテンは目の乾燥を防ぐので、目の疲れと視力低下の予防に役立ちます。機能性成分のアントシアニンにもビタミンAと同様の働きがあります。

おすすめごはんはこちら！

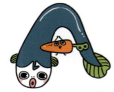
なすの皮にもアントシアニン！皮ごと食べるといいですよ、ええ

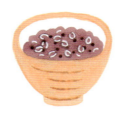

黒米ごはん
古代米のひとつである黒米は、アントシアニンが豊富です。白米に混ぜて炊きましょう。よく噛んで食べて。

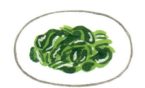

ほうれんそうのバター炒め
ほうれんそうは脂溶性ビタミンのβ-カロテンが豊富なので、バターで炒めると吸収率アップ！

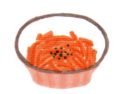

キャロットラペ
にんじんに含まれるβ-カロテンは脂溶性なので、ドレッシングと和えると吸収率が高まります。

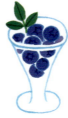

ブルーベリー
やっぱりおすすめなのがブルーベリー。アントシアニンを多く含みます。生のまま、ぜひデザートに。

第3章 からだにいい食べ方

CASE. 10 貧血予防

貧血のほとんどは鉄がたりないことによる鉄欠乏性貧血です。鉄は、血液を通って全身に酸素を送ってくれるヘモグロビンの材料。これが減ることで貧血は起こります。

\効果的なのは…/

鉄　　　良質たんぱく質

ビタミンC

からだでは何が起こってる？

鉄が不足すると、ヘモグロビンも少なくなります。すると、からだのあらゆる場所が酸欠状態でうまく働かなくなり、だるさや息切れ、ふらつきやめまいなどの貧血の症状が起こるのです。

対策 → 鉄と良質たんぱく質、ビタミンCをとろう！

鉄はもちろん、鉄とともにヘモグロビンをつくる良質たんぱく質もしっかりとりましょう。また、ビタミンCは鉄の吸収をよくして、ヘモグロビンを増やすサポートをします。

おすすめごはんはこちら！

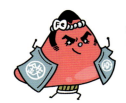

カフェインは鉄の吸収を邪魔するから控えめにな！

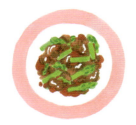

牛肉とアスパラガスのソテー

牛肉はからだに吸収されやすいヘム鉄が豊富なので、積極的にとりいれましょう。アスパラガスでビタミンCを！

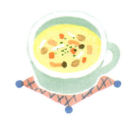

クラムチャウダー

ヘム鉄が豊富なあさりは、水煮の缶詰を使うのがおすすめです。缶詰のあさりの鉄は、生の約10倍です！

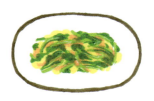

ほうれんそうのたまご炒め

ほうれんそうの鉄は吸収されにくい非ヘム鉄。良質たんぱく質のたまごと炒めると吸収力が高まります。

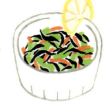

ひじきのレモン風味サラダ

ビタミンCを含むレモンを加えると、ひじきに含まれる非ヘム鉄の吸収率がアップします。

CASE. 11 老化を防ぐ

いつまでも若々しくいるためのポイントは、細胞をさびつかせる活性酸素を減らすこと！ そこで役立つのが、抗酸化作用をもつビタミンです。ビタミンパワーで、アンチエイジング効果を高めましょう。

\効果的なのは…/

 β-カロテン　 ビタミンC

 ビタミンE　 ポリフェノール

からだでは何が起こってる？

活性酸素は呼吸で生まれますが、紫外線や喫煙などでも発生。増えすぎると細胞が酸化して壊れていきます。これが老化です。肌のシミやシワが増え、筋力も低下、ガンや動脈硬化などあらゆる病気の原因にもなりえます。

対策 → 抗酸化ビタミンをとろう！

活性酸素を減らすには、野菜やくだものに含まれるβ-カロテン、ビタミンC、ビタミンEなどの抗酸化ビタミンをこまめにとるのが効果的。また、ポリフェノールにも強い抗酸化作用があります。

おすすめごはんはこちら！

ビタミンEの多いいわしやさんまもおすすめよ！

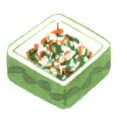

春菊の白和え
β-カロテンが豊富な春菊と、豆腐に含まれる大豆イソフラボンの効果で抗酸化力アップ！

にんじんのきんぴら
にんじんに含まれているβ-カロテンは脂溶性なので、油で炒めて調理すると吸収率が高まります。

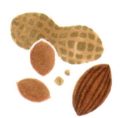

アーモンド、ピーナッツ
ビタミンEが多いナッツはおやつやおつまみにぴったり。ただし脂質も多いので食べすぎは注意して。

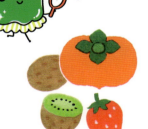

柿、キウイ、いちご
ビタミンCが豊富なくだものを！ 柿はポリフェノールの一種であるタンニンも豊富です。

CASE. 12 日焼けに効く

気になる紫外線。肌を守り、シミやそばかすを防ぐには、抗酸化ビタミンがうってつけ！ 紫外線による肌の老化を防ぎます。

\効果的なのは…/

β-カロテン　ビタミンC　ビタミンE

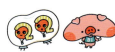
ビタミンB群　　たんぱく質

からだでは何が起こってる？

紫外線を浴びると、肌の老化の原因となる活性酸素が発生します。すると、皮膚細胞が酸化して、シミやシワができてしまいます。

対策　抗酸化ビタミンをとろう！

紫外線で増えた活性酸素から肌を守るため、β-カロテン、ビタミンC、ビタミンEなどの抗酸化作用を持つ栄養素をとりましょう。またビタミンCは紫外線による色素沈着も抑えてくれます。

おすすめごはんはこちら！

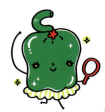
全粒粉パンもおすすめよ☆

冷やしトマト
ビタミンCは加熱すると失われがちなので、ぜひ生で。リコペンも抗酸化作用バッチリです。

豚レバーとブロッコリーの炒め物
良質たんぱく質とビタミンB₂が豊富な豚レバーに、β-カロテンやビタミンCの多いブロッコリーを。

3色ピーマンのピクルス
青・赤・黄のピーマンは、ビタミンCとEを一緒にとれて、抗酸化力アップ！ お肉料理にぜひそえて。

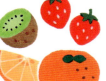

いちご、キウイフルーツ、かんきつ類
ビタミンCが豊富なフルーツは、お肌のためには毎日とりたいところです。

CASE. 13 肌荒れに効く

肌のハリとうるおいを保ち、シミやシワのない美肌をつくるためには、外側からのケアだけでなく、良質たんぱく質やビタミンを含む食材をしっかりとって内側からケアするのが効果的です。

\効果的なのは…/

β-カロテン　ビタミンC　ビタミンE

ビタミンB群　　たんぱく質

からだでは何が起こってる？

にきびや吹き出物などが肌にできてしまうのは、皮膚の新陳代謝がうまくいっていない証拠。食生活が乱れ、必要な栄養素をとれていないことが考えられます。

対策 → 脂質のとりすぎ、たんぱく質の不足に注意！

脂質のとりすぎは、にきびや吹き出物の原因になるので控えて。皮膚の材料となるたんぱく質と一緒に、コラーゲン生成に欠かせないビタミンC、老化を防ぐビタミンE、肌をうるおすビタミンAを合わせてとると効果的です。

おすすめごはんはこちら！

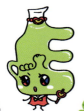
油料理は控えて！

かつおのたたき
かつおには良質たんぱく質と、たんぱく質の代謝をアップさせるビタミンB群も豊富に含まれています。

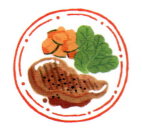

豚肉のソテー
良質たんぱく質が豊富な豚肉に、青菜やかぼちゃなどをつけ合わせ、β-カロテンとビタミンEを摂取しましょう。

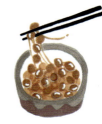

納豆
良質たんぱく質と、皮膚の新陳代謝を促すビタミンB₂を含む納豆は、調理いらずで便利です。

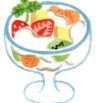

フルーツヨーグルト
たんぱく質が豊富なヨーグルトに、いちごやオレンジを。キウイを入れるとたんぱく質分解酵素で苦くなります。

CASE. 14 妊婦になったら

妊娠中は、お母さんと赤ちゃんの体重増加に見合ったエネルギーをとることがとっても大切！ 妊婦がやせていたり体重増加量が少なかったりすると、赤ちゃんは体重が少なすぎる状態で生まれることもあります。

\効果的なのは…/

 葉酸　 カルシウム

 鉄

からだでは何が起こってる？

栄養がたりず妊婦の体重が増えないままだと、胎内の赤ちゃんは少ない栄養で育つからだになって2500g未満の低出生体重児として生まれるリスクが。成長すると、肥満になりやすくなります。

体重が増えすぎると妊娠高血圧症候群などを発症することもありますが、最近では肥満の妊婦よりやせの妊婦のほうが多い傾向にあります。

対策 → 葉酸、鉄、カルシウムを意識してとろう！

妊娠中にとる栄養は、赤ちゃんの発育とお母さんの体調維持の両方に使われます。胎児の発育に必要な葉酸、血をつくる鉄、骨をつくるカルシウムは、とくに意識してとりましょう。

おすすめごはんはこちら！

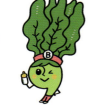

3つの栄養を含む納豆は、完ぺきです！

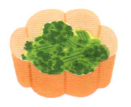

菜の花のおひたし

葉酸をたっぷり含む菜の花をおひたしに。熱に弱いので、さっと手早くゆでるのがポイントです。

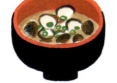

しじみのみそ汁

ヘム鉄をたっぷり含むしじみのみそ汁は、汁に出た栄養も逃さずとれます。

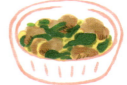

ほうれんそうのクリーム煮

カルシウムたっぷりの牛乳を使い、葉酸が豊富なほうれんそうをクリーム煮に。魚や肉にも合います。

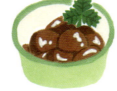

鶏レバーの甘辛煮

鶏レバーはヘム鉄、葉酸ともに豊富。一度にたくさん食べるより、常備菜として毎日少しずつ食べて。

CASE.15 更年期になったら

閉経を挟んで、前後10年間くらいを更年期といいます。このため40代くらいから女性ホルモンの急激な減少により体調の変化や不調を感じる人が多くなります。バランスのとれた食事で症状をやわらげましょう。

\効果的なのは…/

カルシウム　ビタミンD

大豆イソフラボン

からだでは何が起こってる？

女性ホルモン「エストロゲン」の減少により、骨からのカルシウム流出が進んで、骨粗しょう症になりやすくなります。コレステロール値の上昇を抑える働きも弱まり、動脈硬化のリスクも高まります。また、更年期障害もみられます。

対策 骨粗しょう症とホルモン対策をしよう！

骨密度が低くならないように、カルシウムとビタミンDを。大豆イソフラボンは、エストロゲンの働きを補います。

> 食品中のイソフラボンの1日の上限値は70mg、適正量は40mgといわれています。納豆1パックが目安です。

おすすめごはんはこちら！

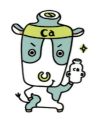
ヨーグルトもよろしくおねがいしますね

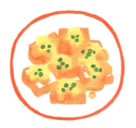

厚揚げのチーズ焼き
大豆イソフラボンが豊富な厚揚げに、カルシウムたっぷりのチーズをのせてトースターで焼いて。

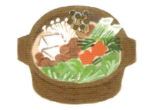

豆乳鍋
豆乳や豆腐は大豆イソフラボンがたっぷり。きのこを加えれば、ビタミンDも摂取できます。

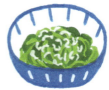

小松菜としらす干しの和えもの
小松菜、しらす干しはともにカルシウムが豊富。一緒に組み合わせて骨密度をキープしましょう。

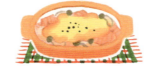

さけときのこのチーズグラタン
チーズのカルシウムと、さけときのこのビタミンDを組み合わせて、カルシウムの吸収をサポート。

第3章 からだにいい食べ方

おわりに

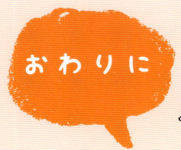

　近年、栄養や食事を原因とした健康問題がそれぞれの年代で多く起きています。

　思春期女子や若い女性の「やせ」は深刻な問題で、約5人にひとりがエネルギー不足などで不健康にやせており、将来の卵巣障害・動脈硬化・骨粗しょう症のリスクがあるといわれます。やせの女性から生まれてくる赤ちゃんは未熟児で生まれ、成人になって肥満や生活習慣病を招くことも知られています。

　また、以前から注目されている中高年の生活習慣病やメタボリックシンドローム。

　さらに高齢者が歳をとることで筋力が低下する「サルコペニア」や、からだの機能が低下する虚弱状態「フレイル」も、たんぱく質などの栄養不足が原因にあります。

　こうした健康問題は、薬に頼る前に、まず食事で何とかできるものばかり。健康を保ち、より元気になり、病気を予防・改善するための最初にして最大のステップが、日々の栄養を見直すことなんです。

　本書では栄養についての知識をごく簡単に解説しました。「栄養って難しい」「とっつきにくい」と思っている方には必見です。ぜひ、あなたや家族の健康づくりに役立てていただければ幸いです。

女子栄養大学短期大学部教授
松田早苗

ごはんを食べるとき、
たまにはわたしたちのことも思い出してよね〜

じゃーねー！

参考文献

『正しい知識で健康をつくる あたらしい栄養学』(高橋書店)
『栄養の基本がわかる図解事典』(成美堂出版)
『栄養素図鑑と食べ方テク』(朝日新聞出版)
『栄養素の通になる 第4版』(女子栄養大学出版部)
『世界一やさしい! 栄養素図鑑』(新星出版社)
『キャラで図解! 栄養素じてん』(新星出版社)
『知っておきたい栄養学』(学研パブリッシング)
『気になる脂質早わかり』(女子栄養大学出版部)
『新ビジュアル食品成分表』(大修館書店)
『食品成分表2020』(女子栄養大学出版部)
『日本食品標準成分表2020年版(八訂)』(文部科学省 科学技術・学術審議会 資源調査分科会)

監修

松田早苗 まつだ さなえ

女子栄養大学短期大学部教授。管理栄養士。博士（栄養学）。病院栄養士、女子栄養短期大学（当時）助手、女子栄養大学栄養クリニックを経て、2012年より現職。専門は栄養学、疾患モデル動物を用いた食品の機能性が及ぼす腎臓への影響。監修書に『からだにおいしい あたらしい栄養学』（高橋書店）などがある。

世界一さら〜っとわかる栄養学　からだと栄養のしくみ

監　修　松田早苗
発行者　高橋秀雄
編集者　外岩戸春香
発行所　株式会社 高橋書店
　　　　〒170-6014　東京都豊島区東池袋3-1-1　サンシャイン60　14階
　　　　電話　03-5957-7103

ISBN978-4-471-03260-9　　©TAKAHASHI SHOTEN　　Printed in Japan

定価はカバーに表示してあります。
本書および本書の付属物の内容を許可なく転載することを禁じます。また、本書および付属物の無断複写（コピー、スキャン、デジタル化等）、複製物の譲渡および配信は著作権法上での例外を除き禁止されています。

【内容についてのお問い合わせ先】
本書の内容についてのご質問は「書名、質問事項（ページ、内容）、お客様のご連絡先」を明記のうえ、郵送、FAX、ホームページお問い合わせフォームから小社へお送りください。
回答にはお時間をいただく場合がございます。また、電話によるお問い合わせ、本書の内容を超えたご質問にはお答えできませんので、ご了承ください。本書に関する正誤等の情報は、小社ホームページもご参照ください。

【内容についての問い合わせ先】
　書　面　〒170-6014　東京都豊島区東池袋3-1-1　サンシャイン60　14階　高橋書店編集部
　ＦＡＸ　03-5957-7079
　メール　小社ホームページお問い合わせフォームから　（https://www.takahashishoten.co.jp/）

【不良品についての問い合わせ先】
ページの順序間違い・抜けなど物理的欠陥がございましたら、電話03-5957-7076へお問い合わせください。
ただし、古書店等で購入・入手された商品の交換には一切応じられません。